Gestörter Schlaf - was tun?

Ein Ratgeber

Arcis Verlag

Dr. med. Wolfgang Jordan
Privatdozent Dr. med. Göran Hajak
Psychiatrische Klinik und Poliklinik
der Universität Göttingen
Schlafmedizinisches Zentrum
von-Siebold-Str. 5
37075 Göttingen

Autoren und Verlag haben die Angaben zu Medikamenten und ihre Dosierungen mit größter Sorgfalt und entsprechend dem aktuellen Wissensstand bei der Fertigstellung des Buches verfaßt. Trotzdem ist der Leser ausdrücklich aufgefordert, anhand der Fach- und Gebrauchsinformationen der verwendeten Präparate in eigener Verantwortung die Dosierungsempfehlungen und Kontraindikationen zu überprüfen.

Die Deutsche Bibliothek – CIP-Einheitsaufnahme

Jordan, Wolfgang:
Gestörter Schlaf - was tun? : ein Ratgeber / W. Jordan/G. Hajak. – München : Arcis Verl., 1997
ISBN 3-89075-109-1

Titelbild: Günter Benedde
Printed in Germany : Ziele Druck GmbH, 85609 Dornach
Dieses Buch ist auf chlorfrei gebleichtem Papier gedruckt.
ISBN 3-89075-109-1

Inhalt

Für den interessierten Patienten
und seine Angehörigen.

Geleitwort Die Schlafmedizin ist eine der neuesten und faszinierendsten Wissenschaften der ärztlichen Kunst. Menschen, welche von einer Störung des Schlafes betroffen sind, wissen oft nicht, daß sie krank und damit Patienten sind, die einen Anspruch auf ärztliche Hilfe haben. Der fachkundige Rat der Ärzte hilft jedoch am besten denjenigen Patienten, die sich bereits im Vorfeld einer ärztlichen Konsultation intensiv mit dem Thema Schlaf beschäftigt haben. Dieser Sachverhalt wird von modernen Schlafmedizinern berücksichtigt. Sie behandeln ihre Klienten als gleichwertige Partner in der Auseinandersetzung, den rechten Weg zur normalen Schlafregulation zu finden. Somit ist die Schlafmedizin beispielhaft in ihrem Bemühen, einen emanzipierten und selbstdenkenden Patienten als Wissenschaftler in eigener Sache zu schulen.

Für den modernen Patienten und den fortschrittlichen Arzt bedarf es einer ständigen Anstrengung im Versuch, sich gegenseitig zu verstehen: Arzt und Patient bilden eine Interaktionseinheit. Eine Bedingung hierfür ist auf der Seite des Arztes und Wissenschaftlers die Offenheit, immer neue wissenschaftliche Erkenntnisse und Erfahrungen mit den unterschiedlichsten Patienten zu suchen. Von Seiten der künftigen, gegenwärtigen und auch früheren Patienten verlangt es eine vertrauensvolle Begegnung mit dem Arzt und gleichzeitig ein intensives Selbststudium der vorliegenden Befunde über den Schlaf und Schlafstörungen. Hier ist das Ziel dieses Buches zu sehen.

Es vermindert die allzu schnell entstehende scheinbare Sicherheit durch Artikel der Tagespresse und ähnlicher Schriften im Umgang mit dem Schlaf und Schlafstörungen. Den Autoren gelingt es, neueste schlafmedizinische Forschung in eine sprachlich verständliche, aber anspruchsvolle Form zu bringen. Dem intensiven Bemühen des Interessierten erschließen sich beim Lesen des Buches bald die komplexen Bedingungen der Schlafregulation, ihrer Störungen und die Ansätze einer langfristigen therapeutischen Intervention. Betroffene und Nichtbetroffene werden hiervon mit Sicherheit Gewinn haben. Ich wünsche dem Buch eine große Leserschaft.

Prof. Dr. med. E. Rüther
Direktor der Psychiatrischen Klinik und Poliklinik
der Georg-August-Universität Göttingen

Vorwort

Schlaf, wie schön ist es, in seiner Ruhe zu versinken und sich den Träumen zu ergeben. Wer kann ermessen, wie kostbar wohltuender Schlaf ist?

Guter Schlaf ist keine Selbstverständlichkeit. Viele Menschen haben Schlafstörungen. Jeder vierte Bundesbürger klagt über unerholsamen, zu kurzen oder auch zuviel Schlaf. Menschen mit Schlafstörungen haben das Gefühl guten Schlafes verloren. Sie freuen sich nicht mehr, nach erschöpfender Tagesarbeit in die Kissen zu versinken, von der Ruhe des Schlafes übermannt zu werden und sich den Träumen hinzugeben. Sie haben Angst vor der kommenden, schlaflosen, unendlich lang erscheinenden Nacht. Sie quälen sich wieder durch diese Nacht, hoffen auf den Schlaf, ärgern sich über jede Minute, in der er nicht kommt. Sie sagen sich, daß zu wenig Schlaf ihrer Gesundheit schadet, nehmen – als Strohhalm – verzweifelt Medikamente, die vielleicht ihre Wirksamkeit schon verloren haben und sie in die Abhängigkeit führen. Und ist endlich der nächste Morgen da, wo wir uns gewöhnlich erfrischt und ausgeruht fühlen, bereit, uns den neuen Herausforderungen des Tages zu stellen, da sind Menschen mit Schlafstörungen gereizt, unausgeruht und fühlen sich zerschlagen. Und im Laufe des Tages nimmt das schlechte Gefühl zu, sie fühlen sich niedergeschlagen, haben Schwierigkeiten, sich zu konzentrieren oder ihre gewohnte Leistung zu erbringen. Die Müdigkeit wird immer größer, beinahe unerträglich, doch der ersehnte Schlaf kommt nicht. Es bleibt die Erinnerung an eine schreckliche Nacht, und die Gedanken kreisen darum, auch in der kommenden Nacht nicht schlafen zu können.

Menschen mit Schlafstörungen müssen oft die Erfahrung machen, mit ihren Beschwerden weniger ernst genommen zu werden als körperlich erkrankte Mitmenschen, oder sie stoßen gar auf Unverständnis. Dabei führen anhaltende Schlafstörungen zu einer maßgeblichen Beeinträchtigung des Betreffenden und können auch lebensbedrohende Komplikationen nach sich ziehen.

Ein Drittel unseres Lebens verbringen wir im Schlaf. Solange er ungestört ist, denken wir über seine Funktion nicht nach. Liegt jedoch eine Schlafstörung vor, kann sie für den Betroffenen ein ernst zu nehmendes Gesundheitsproblem darstellen mit vielfältigen Auswirkungen u.a. auf Arbeitsfähigkeit, Verkehrstüchtigkeit, sozialen Erfolg, Krankheitsstand und Sterblichkeit. Zudem werden Kenntnisse hinsichtlich des normalen und gestörten Schlafes dem Arzt in seiner

Ausbildung kaum vermittelt, so daß eine Unsicherheit in der Diagnosestellung und Therapie von Erkrankungen besteht, welche mit dem Schlaf verbunden sind.

Das vorliegende Buch wendet sich an die Vielzahl der Betroffenen, ihre Angehörigen und behandelnden Ärzte, welche sich einen Überblick über die Funktion des Schlafes und die Ursachen und Therapiemöglichkeiten von Schlafstörungen verschaffen wollen. Darüber hinaus informiert es, was der Schlafgestörte selbst für die gesunde Nachtruhe und damit einen guten Tag machen kann. Die Einteilung geschieht nach verschiedenen Beschwerdebildern in einer Frage-Antwort-Form. Dabei wird vor wissenschaftlichen Darstellungen nicht Halt gemacht. Komplexe Zusammenhänge sollen den Leser auffordern, sich intensiv und aufmerksam dem Hintergrund von Schlafstörungen zu nähern. Die Autoren hoffen auch, dem Leser dadurch ein wenig die Faszination des Schlafes zu erschließen.

- ***Den Betroffenen zu helfen,***
- ***den Angehörigen zu erläutern,***
- ***die Ärzte zu unterstützen,***

wenn das Buch seinen Beitrag dazu leistet, haben sich die Wünsche der Autoren erfüllt.

Göttingen, im Januar 1997
W. Jordan
G. Hajak

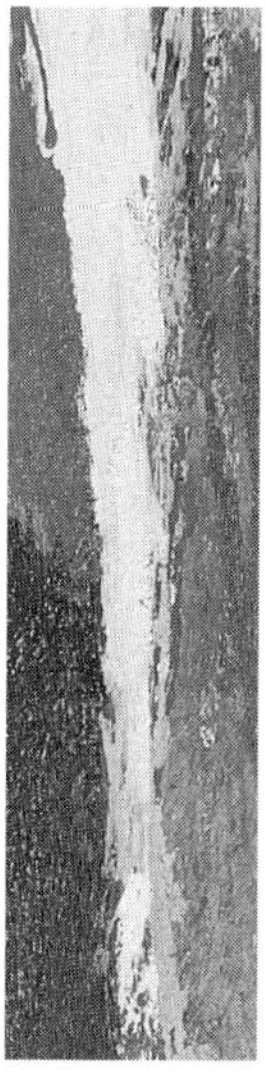

1.1 Was ist Schlaf?

Schlaf ist eine periodisch auftretende Ruhepause, ein physiologischer Bewußtseinszustand mit einer kaum vorhandenen Wahrnehmung der Umwelt und einer geringen körperlichen Aktivität. Ein Schlafender erscheint dem Außenstehenden zunächst bewußtlos. Schlafende können aber – ganz im Gegensatz zu Personen im Koma oder in Narkose – durch Wecken leicht in den Wachzustand zurückgeführt werden.

Bis Anfang des 20. Jahrhunderts wurde Schlaf als passiver, inaktiver Zustand betrachtet. Diese jahrhundertelang vorherrschende Sichtweise ist in der *griechischen Mythologie* begründet. Hypnos, der Gott des Schlafes, brachte Menschen und Tieren den Schlaf. Er lebte in einem düsteren Tal, welches von dem Fluß des Vergessens bewässert wurde. In der Nähe seiner Behausung wuchsen schlafbringende Kräuter. Sein Bruder war Thanatos, der Gott des Todes. Das Verwandtschaftsverhältnis von Hypnos und Thanatos symbolisiert die enge Beziehung zwischen Tod und Schlaf und spiegelt das Verständnis des Schlafes als vorübergehend todesähnlichen Zustand im Bewußtsein der Zeitgenossen wider. So nannte noch der römische Dichter *Ovid* den Schlaf ein „Abbild des Todes". Auch für die *Germanen* waren Schlaf und Tod Geschwister, die beide als „Sandmann" bezeichnet wurden, was sich zumindest als Begriff in der Vorstellungswelt der Kinder bis in die heutige Zeit erhalten hat. Selbst in den Märchen des *19. Jahrhunderts* werden hundertjahrelange todesähnliche Schlafzustände als gegeben akzeptiert, wie der Schlaf des Dornröschens bis zum weckenden Kuß ihres Prinzen. Für den griechischen Philosophen und Naturforscher *Aristoteles* war der Schlaf ein Gegenzustand des Wachens, welcher unabdingbar dem Wachen folgte, wenn eine gewisse Schwelle erreicht war. In einer bereits biologischen Sichtweise wurde Schlaf als lebensnotwendig angesehen und diente dem Schutz und der Erholung des Organismus. Als faßbaren Teil des Schlafes sah Aristoteles eine, in Folge der Nahrungsaufnahme auftretende Verdickung des Blutes im Gehirn an, welches zu Ermüdung und Schlaf führte. *Hippokrates*, der Vater der Heilkunst, wußte, daß der Mensch im Schlaf abkühlt und schloß daraus, daß Schlafen auf der Flucht von Blut und Wärme ins Innere des Körpers beruhe. *Galen* lokalisierte bereits im 2. Jahrhundert nach

Christus den Schlaf im Gehirn und sah seine Funktion in der Erholung und in der Regeneration innerer Wärme des Gehirns. Der berühmte Arzt *Paracelsus* meinte im 16. Jahrhundert sehr viel sachlicher und durchaus richtig, der Schlaf beseitige die durch Arbeit aufgetretene Ermüdung und erquicke den Menschen. Schlaf sei dadurch auch ein aktiver Vorgang. Diese Beschreibung findet in den Auffassungen des 17. und 18. Jahrhunderts Bestätigung, wonach der Lebensgeist „spiritus" sich am Tag erschöpft und im Schlaf die Vorräte wieder aufgefüllt werden.

Aus der *heutigen Sicht der Wissenschaft* gilt Schlaf als ein komplexer neurophysiologischer Zustand, an dessen Regulation verschiedene Nervenzentren im Gehirn (Hirnstamm, Thalamus, Hypothalamus, Cortex) über die Ausschüttung von Botenstoffen der Signalübermittlung zwischen Nervenzellen (Neurotransmitter wie Serotonin, Noradrenalin und Acetylcholin) beteiligt sind. Ein alleiniges Schlafzentrum im Gehirn gibt es nicht.

Schlaf ist dabei ein dynamischer Vorgang. Er beinhaltet eine aktiv durch das Zentralnervensystem gesteuerte, höchst organisierte Abfolge physiologischer Ereignisse. Schlaf setzt sich aus unterschiedlichen Zustandsformen zusammen und zeichnet sich unter natürlichen Bedingungen durch eine bemerkenswert gleichmäßig geordnete Struktur aus. Durch den Schlaf kommt es darüber hinaus zu einer Beeinflussung autonomer, nicht willkürlich steuerbarer Funktionen wie der Herz- und Atemfrequenz oder der Ausschüttung von Hormonen. Im modernen Denken unserer Zeit beherrscht dieses wissenschaftlich nüchterne Modell eines durch Nervenbahnen des Gehirns aktiv regulierten Prozesses das Verständnis des Schlafes.

Merke:

Schlaf ist ein physiologischer Bewußtseinszustand, der periodisch v.a. nachts auftritt und der Erholung und der Regeneration zentraler Funktionen dient. Im Schlaf ist die Reaktion auf äußere Reize herabgesetzt. Im Gegensatz zum Koma und zur Narkose ist ein Schlafender jederzeit aufzuwecken.

1.2 Warum müssen Menschen schlafen?

Eine wissenschaftlich allseits befriedigende Antwort auf die Frage nach der Funktion des Schlafes konnte bisher nicht gefunden werden. Es steht fest, daß jeder Mensch der Notwendigkeit zu schlafen ausgeliefert ist, ob er will oder nicht. Einige Theorien zur Erklärung des nach längerem Wachsein immer stärker werdenden Schlafdruckes und des regelmäßigen Wechsels zwischen Wachsein und Schlaf sehen den Menschen gleichsam als Opfer seiner eigenen Chemie. Sie beschreiben die Existenz eines im Körperinneren entstehenden *(endogenen) Schlafstoffes „Hypnotoxin"*, welcher im Wachzustand gebildet wird, sich anhäuft und regelmäßig zu Ermüdung und Schlaf führt und im Schlaf wieder abgebaut wird. Zahlreiche körpereigene Substanzen mit einer den Schlaf beeinflussenden Wirkung wurden bisher isoliert. Ein alleiniger für den Schlaf verantwortlicher Stoff konnte bisher jedoch nicht nachgewiesen werden, steht aber weiterhin im Zentrum intensiver Forschungen. So wurde kürzlich gezeigt, daß körpereigene Stoffe des menschlichen Immunsystems eine schlafbringende Wirkung haben können, Schlaf uns daher möglicherweise schützt, wenn wir erkrankt sind.
Von einigen Schlafforschern wird der Schlaf als ein *phylogenetisches Relikt*, ein aus der Entwicklungsgeschichte stammendes Verhaltensmuster angesehen. Diese Überlegung erwächst aus der typischen Struktur des menschlichen Schlafes. Schlaf ist nicht allein eine periodische Ruhepause, sondern zeigt auch charakteristische Muster der Hirnströme und einen rhythmischen Wechsel zwischen dem traumreichen, von schnellen Augenbewegungen (Rapid-Eye-Movements = REMs) gekennzeichneten REM-Schlaf und dem traumarmen Non-REM-Schlaf (siehe auch 1.3). Diese Schlafstruktur gibt es nur bei Warmblütern wie Vögel und Säugetieren. Es ist somit möglich, menschlichen Schlaf als „Erbe" der biologischen Lebensgeschichte zu verstehen. Bei Warmblütern wurde ein positiver Zusammenhang zwischen dem Stoffwechsel einer Spezies und der Schlaflänge festgestellt. Tiere mit einem hohen Grundumsatz ihres Stoffwechsels (z.B. Mäuse) schlafen länger und tiefer als Tiere niedriger Umsatzraten (z.B. Elefanten). Der Schlaf und die damit verbundene Ruhe erlaubt es Tieren mit hohem Energieumsatz, vor allem im ruhigen Non-REM-Schlaf, Energie in solchen Tagesperioden einzusparen, wo sie nicht aktiv sein können. Das regelmäßig wiederkehrende Auftreten des physiologisch sehr viel unruhigeren REM-Schlafes inmitten meh-

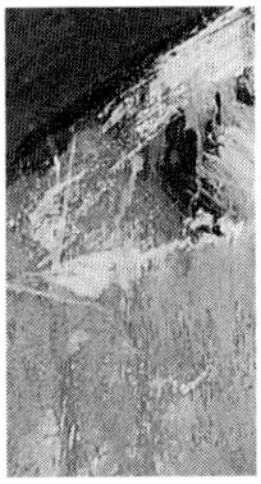

rerer Non-REM-Schlafphasen soll einer rhythmischen Aktivierung des schlafenden Organismus dienen, um ein tieferes, möglicherweise lebensbedrohliches Absinken zentralnervöser Funktionen zu verhindern. Die Annahme eines Schlafdranges, welcher den Menschen erblich als Relikt aufgezwungen wird, begründet sich auch auf Untersuchungen an gesunden Menschen. So konnte gezeigt werden, daß ein befristeter Entzug von Schlaf über mehrere Tage nicht grundsätzlich unumkehrbare körperliche Schädigungen zur Folge hat, den Schlafdruck aber unwiderstehlich erhöht. Ein Entzug des Schlafes über 5 bis 10 Tage führt zu einer ausgeprägten Müdigkeit mit psychischen Veränderungen und schweren Leistungseinbußen, so daß Versuchspersonen ohne Auftreten von sekundenkurzen Mikroschlafepisoden praktisch nicht mehr wach gehalten werden können.
Eine im rhythmischen Wechsel von Tag und Nacht verankerte *zirkadiane Notwendigkeit* zu schlafen, wird im wissenschaftlich hochaktuellen und ebenso komplizierten Zwei-Prozeß-Modell der Schlafregulation gesehen. Dieses Modell versucht, den Ablauf des täglichen Schlaf-Wach-Wechsels anhand zweier miteinander verwobener Prozesse zu erklären. Es basiert im wesentlichen auf Analysen der Hirnstromkurve des Schlafenden und auf Schlafentzugsexperimenten.
Die rhythmische Abfolge von Wachen und Schlafen soll diesem Modell zu Folge durch das Wechselspiel eines von der Wachzeit abhängigen „Prozesses S" – dessen Korrelat z.B. ein endogener Schlafstoff sein könnte – mit einem innerhalb des 24-Stunden-Tages periodisch aktiven „Prozeß C" bestimmt werden. Mit dem „Prozeß C" wird die Steuerung des Schlaf-Wach-Wechsels durch einen internen Schrittmacher, einer inneren Uhr, im zentralen Nervensystem beschrieben. Diese anatomisch heute gut bekannte innere Uhr erhöht ganz unabhängig von der vorausgehenden Wachzeit und der dadurch zunehmenden Müdigkeit jeden Abend die Schlafbereitschaft des Menschen und vermindert sie gegen morgen. Ein harmonisch zueinander koordiniertes Wechselspiel zwischen der schrittmachergesteuerten periodisch auftretenden Müdigkeit bzw. Wachheit und einem mit zunehmender Wachdauer erhöhten Schlafdruck sichert einen erholsamen Schlaf und geordneten Schlafablauf (Abb.1).
In einer weiteren, wissenschaftlich viel vertretenen Hypothese dient Schlaf *der Erholung und Stabilisierung unserer biologischen und geistigen Funktionen*. Die Argumentation stützt sich u.a. auf Befunde einer erhöhten Eiweißsynthese oder der Freisetzung von Wachstums-

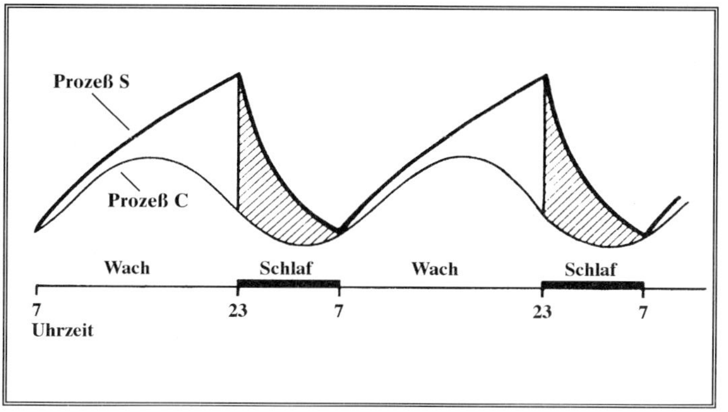

Abb. 1: Schlaf-Wach-Zyklus im Zwei-Prozeß-Modell der Schlafregulation (modifiziert nach Borbély 1985)

hormonen während bestimmter Schlafstadien. Traumreicher REM-Schlaf nimmt bei Neugeborenen den größten Teil der gesamten Schlafzeit ein. Dieser Umstand wurde als Anzeichen dafür gewertet, daß der REM-Schlaf an der Ausbildung neuronaler Regelkreise, der Bildung eines funktionierenden zentralen Nervensystems, beteiligt ist. Bei Erwachsenen wurde gezeigt, daß der REM-Schlaf der Verarbeitung tagsüber aufgenommener Informationen dient. Wichtige und unwichtige Gedächtnisinhalte werden im REM-Schlaf voneinander getrennt, gespeichert und gefühlsmäßig bedeutsame Erinnerungsmuster werden erarbeitet. Schlaf und Traum wäre damit eine Schlüsselrolle in der Ausbildung der besonderen intellektuellen Leistungen des Menschen zuzuschreiben (s. a. Kap. 1.4).

Merke:
Eine allen wissenschaftlichen Kriterien genügende Anwort auf die Frage nach der Funktion des Schlafes gibt es nicht. Einfach ausgedrückt: wir schlafen, weil wir müde werden und nicht mehr wach bleiben können. Schlaf kann als ein aus der Entwicklungsgeschichte des Menschen stammendes Verhaltensmuster angesehen werden. Er dient der Erholung und Stabilisierung biologischer Funktionen. Der Schlaf-Wach-Rhythmus beruht auf Aktivitätsschwankungen im Organismus, die durch interne Schrittmacher des zentralen Nervensystems (die „innere Uhr") gesteuert werden.

1.3 Was kennzeichnet einen gesunden Schlaf?

Gesunder Schlaf sollte ruhig und ungestört, ausreichend lang und vor allem in seiner inneren Struktur geordnet sein. Die Grundstruktur des Schlafes kann durch Messungen der hirnelektrischen Aktivität, der Augenbewegungen und der Muskelanspannung in einem Schlaflabor erkannt werden. *Schlaf besteht aus 5 verschiedenen Stadien, von denen eines der traumreiche REM-Schlaf ist* (s. a. Kap. *1.2 und 1.4) und 4 weitere dem ruhigeren Non-REM-Schlaf zugerechnet werden.* REM ist die Abkürzung für den englischsprachigen Begriff des

Tab. 1: Charakteristika der Schlafstadien des normalen Schlafes. Non-REM = Non-Rapid-Eye-Movement, REM = Rapid-Eye-Movement

Stadium	**Charakteristika**	**%Gesamt-schlaf**
Wach		
Non-REM I	Die Verbindung zwischen Wachen und Schlafen tritt für wenige Minuten auf und dient als Übergangsstadium innerhalb des Schlafrhythmus. Der Schlafende kann leicht erweckt werden.	2-5
Non-REM II	Hier wird stabiler leichter Schlaf erreicht, der im Großteil der Nacht vorherrscht.	45-50
Non-REM III	Dieser mitteltiefe Schlaf leitet in das Schlafstadium IV über. Schlafstadien III und IV bilden zusammen den sog. „Slow-wave-Schlaf", „Delta-Schlaf" oder Tiefschlaf.	3-8
Non-REM IV	20 - 40 Minuten des ersten Schlafzyklus bestehen aus diesem Tiefschlafstadium. Die Schlafenden sind schwer erweckbar.	10-15
REM	Ungefähr alle 90 Minuten tritt eine REM-Schlaf-Periode auf. Die Weckschwelle ist unterschiedlich hoch, fast alle Schlafenden erinnern sich an lebhafte Träume bei Weckung aus diesem Schlafstadium.	20-25

Rapid-Eye-Movement und beschreibt die schnellen Augenbewegungen, die im REM-Schlaf unter den geschlossenen Lidern des Schlafenden auftreten und das Erleben der Traumbilder wiedergeben sollen. Der Non-REM-Schlaf besteht aus dem Einschlafstadium I, dem Stadium II des leichten Schlafes, dem mitteltiefen Schlaf des Stadiums III und dem Stadium IV des tiefen Schlafes. Gesunder Schlaf ist durch ausreichende Anteile der einzelnen Schlafstadien am Gesamtschlaf gekennzeichnet. Die Schlafstadien stehen dabei in einem bestimmten Verhältnis zueinander, wobei leichter Non-REM-Schlaf etwa die Hälfte der gesamten Schlafzeit einnimmt, und eine für jeden Schläfer typische („individuelle") Gesamtschlafdauer erreicht wird (Tab. 1). Gesunder Schlaf bedeutet auch, daß die 5 Schlafstadien in einer festen Reihenfolge während der Nacht 3- bis 5mal aufeinanderfolgen (Abb. 2).

Vom Wachzustand ausgehend beginnt nach einer variablen Wachphase, der Einschlaflatenz, die Schlafperiode mit einer stufenförmigen Vertiefung des Non-REM-Schlafes bis in den Tiefschlaf des Stadiums IV. Dann wechselt der Schlafende über kurzen Leichtschlaf in den REM-Schlaf. In regelmäßigen Perioden wechseln Non-REM- und REM-Schlafepisoden einander ab. Eine einzelne Folge aus Non-REM- und REM-Schlaf wird als Schlafzyklus bezeichnet und dauert zwischen 80 und 110 Minuten. Diese sogenannte ultradiane Rhythmik des Schlafes ist ein Spiegel der funktionierenden Schlafregulation des Organismus. Tiefschlaf tritt bevorzugt im ersten Nachtdrittel auf, gegen Morgen wird der Non-REM-Schlaf flacher. Traumreiche REM-

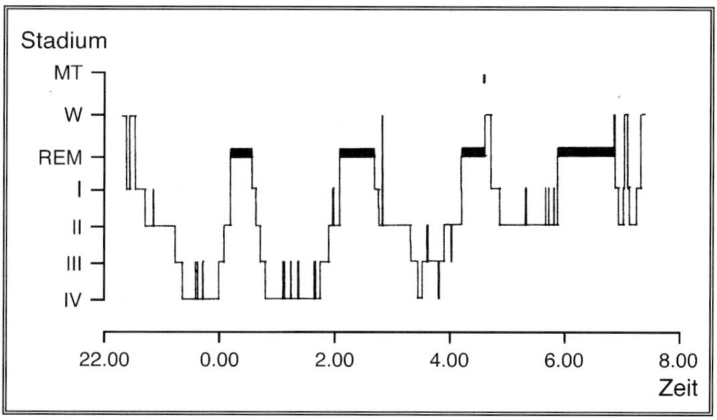

Abb. 2: Schlafprofil eines jungen, gesunden Erwachsenen. W = wach, MT = Movement time

Schlafphasen sind hingegen vermehrt in der 2. Nachthälfte zu finden. Die erste REM-Schlafphase dauert zumeist nur wenige Minuten, die späteren Phasen werden länger und die letzte Phase vor dem Erwachen kann 30 bis 50 Minuten dauern. Dies ist ein Grund, warum oft nur eine Erinnerung für morgendliche Träume vor allem bei längerem Ausschlafen am Wochenende besteht. Mitunter kommt es auch beim gesunden Schläfer zu Aufwachvorgängen, sie sind jedoch zumeist zu kurz, um bewußt und am nächsten Morgen erinnert zu werden. Besonders häufig finden sich solche Aufwachvorgänge im REM-Schlaf oder bei dem Übergang vom REM-Schlaf in den nächsten Schlafzyklus.

Im höheren Lebensalter verschlechtert sich die Fähigkeit einzuschlafen, die Anzahl der Aufwachvorgänge und Schlafstadienwechsel nimmt zu, die Wachphasen werden länger und der Anteil an Tiefschlaf nimmt ab (Abb. 3). Der Schlaf älterer Menschen ist somit deutlich unruhiger und flacher. Die Gesamtschlafzeit bleibt dabei weitgehend unverändert oder verringert sich nur geringfügig. Da ältere Menschen jedoch häufig früher zu Bett gehen und dadurch eine längere Zeit im Bett verbringen, ergibt sich nicht selten ein Mißverhältnis zwischen der Bettliegezeit und der tatsächlichen Schlafzeit, wodurch die Abgrenzung zu einer Schlafstörung erschwert wird. Zudem neigen ältere Menschen zu einem veränderten Schlafverhalten, indem sie häufiger Mittagsschlaf halten.

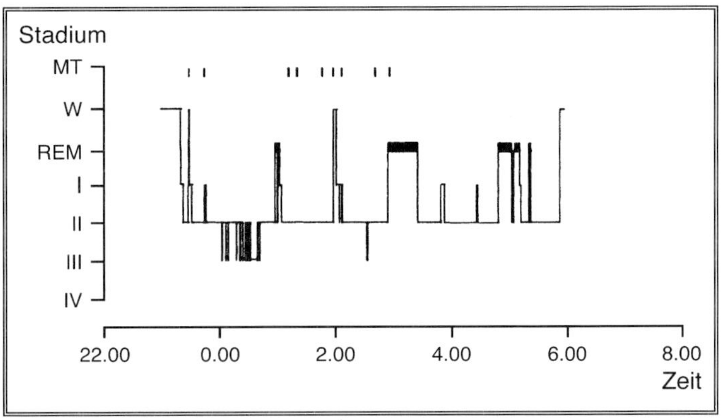

Abb. 3: Schlafprofil eines alten, gesunden Erwachsenen. W = wach, MT = Movement time

Merke:
Gesunder Schlaf sollte ruhig, ungestört und ausreichend lang sein. Seine innere Struktur sollte geordnet sein und über ausreichende Anteile der einzelnen Schlafstadien am Gesamtschlaf verfügen. Im höheren Lebensalter wird der Schlaf unruhiger und flacher, die Gesamtschlafzeit nimmt aber nur geringfügig ab. Häufig besteht im Alter ein Mißverhältnis zwischen der Bettliegezeit und der tatsächlichen Schlafzeit.

1.4 Wozu träumt der Mensch?

Träumen ist ein unerläßlicher Bestandteil des Schlafes, und jeder Mensch träumt. Menschen, die behaupten, nicht zu träumen, haben lediglich nach dem Erwachen ihre Träume vergessen. Die REM-Schlafphase ist die typische Traumphase des Menschen. Träume sind jedoch nicht nur auf den REM-Schlaf beschränkt, sondern treten auch im Non-REM-Schlaf auf. Die Traumprozesse in diesen Schlafstadien haben jedoch nicht den bildhaften, szenischen und oft verworrenen Charakter der REM-Träume, sie erscheinen strukturierter und in ihrer Logik den Gedankenabläufen im Wachen vergleichbarer.
Zur Frage, warum der Mensch träumt, gibt es zahlreiche Erklärungen. Sie widersprechen einander, aber ergänzen sich auch sehr gut und kommen als ganzes der Wahrheit wohl am nächsten. Träume erwecken seit jeher die Phantasie und das Interesse der Menschen. Als ein Schlüssel in die Vergangenheit, Gegenwart und Zukunft der Menschheit haben sie eine große Bedeutung in Mythologie, Religion und Philosophie erlangt. Schon im Altertum wurde versucht, *„Traumlexika"* zu entwickeln. Aus dem 2. Jahrhundert nach Christus ist das „Oneirokritika" des Artemidorus von *Daldis* überliefert. Dort wurden immer wiederkehrende Träume wie Fliegenkönnen, Nichtgehenkönnen, Nacktsein gedeutet. Aber auch in der Bibel, im Alten und Neuen Testament, finden sich viele Stellen, in denen der Traumdeutung eine besondere Rolle zukommt. Die heute im Handel befindlichen Traumbücher berufen sich z.T. noch auf altägyptische Quellen.

Die moderne Traumforschung begann um die Jahrhundertwende und war lange Arbeits- und Forschungsgebiet der Psychoanalyse. Die Psychoanalyse ist ein Verfahren zur Untersuchung und Behandlung seelischer Fehlleistungen, Störungen oder Veränderungen mit Hilfe der Traumdeutung und der Erforschung der dem Unterbewußten entstammenden Triebkonflikte. In der seit fast 100 Jahren bestehenden und auf das Gedankengut von Sigmund Freud zurückgehenden *psychoanalytischen Sichtweise* wurden Träume als Ausdruck unbewußter Impulse, im Sprachgebrauch der Analytiker „als Triebe infantil-libidinöser Art" gesehen. Dabei sollen sich durchaus bewußte, tagsüber verfolgte und unerfüllt gebliebene Wünsche und Bestrebungen in den Träumen als sogenannte Tagesreste niedersetzen. Der erinnerbare Trauminhalt stellt einen Kompromiß zwischen den infantilen Wünschen und einer innerpsychischen Kontrollinstanz, dem Zensor, dar und hat somit die Funktion einer entlastenden Wunscherfüllung. Anders ausgedrückt, arbeitet unsere Psyche während des Träumens im bildhaften Mantel unseres Tageserlebens an der Erfüllung unserer Wünsche und der Lösung unserer geheimsten Probleme. Ausgehend hiervon wurde die Traumdeutung von Freud als „Königsweg zum Erfassen des Unterbewußten" gesehen und ist heute noch ein wesentlicher Baustein einiger psychoanalytischer Therapieverfahren.
Einige Neurophysiologen sehen die Funktion des REM-Schlafes und des Traumes sehr viel nüchterner *in dem Vergessen, dem Löschen tagsüber aufgenommener überflüssiger Gedächtnisinhalte*. Scheinbar unwesentliche, inhaltliche Verknüpfungen unserer Nervenzellbahnen werden so im Schlaf gelöst. Träume sind nach dieser Auffassung „Schäume", das Traumgeschehen und Traumerleben hat keine tiefere Bedeutung. Träume werden als zufällige Begleiterscheinungen der geistigen Aktivitäten verstanden, welche parallel zu dem Löschvorgang auftreten.
Die *informationsverarbeitende Bedeutung des Traumschlafes* wird von Lernforschern in den Mittelpunkt ihres Interesses gerückt (s. a. Kap. 1.2). Sie weisen auf den äußerst bedeutsamen Sachverhalt hin, daß insbesondere der Traum im REM-Schlaf der Verarbeitung tagsüber aufgenommener Informationen dient. Stützend für diese These führen sie an, daß Kleinkinder, welche im Tagesverlauf viele neue Dinge erleben, nachts zu 50% REM-Schlaf durchlaufen, während im weiteren Leben der REM-Schlaf abnimmt und im höheren Erwachsenenalter nur noch 15 bis 20%

des Schlafes ausmacht. Zahlreiche Lernexperimente an Tier und Mensch legen nahe, daß im Traumschlaf unwichtige Informationen gelöscht und wichtige Informationen im Zentralnervensystem eingraviert werden. Der REM-Schlaf hat danach mit dem Speichern von Erinnerungen, der Festigung und Zusammenführung von Gedächtnisinhalten und Lernen zu tun. Er übt gleichsam eine Reinigungsfunktion aus und entlastet das Gehirn von überflüssigen Gedächtnis- und Erlebnisinhalten. Der Traum ist dabei Übungsfeld, um die am Tage aufgenommenen Sachverhalte mit alten Verhaltensmustern abzugleichen und spielerisch zu erproben.
In einem mehr *naturwissenschaftlich orientierten Erklärungsmodell* wird von einer mehr oder weniger willkürlichen Aktivierung unterschiedlicher Gehirnanteile im Schlaf ausgegangen, möglicherweise zu einer Funktionsüberprüfung der einzelnen Nervenzellen. Der Traum wäre dann das Ergebnis des Gehirns, die durch die Aktivierung der einzelnen Hirnareale gleichzeitig entstehenden Erlebniseindrücke zu einem sinnvollen Ganzen zu verarbeiten, sprich aus dem Chaos der einzelnen Eindrücke ein nachvollziehbares Ganzes zu machen.

Merke:
Für die Funktion des Träumens gibt es eine Reihe unterschiedlicher, sich z.T. auch ergänzender Erklärungsmodelle. Die moderne Traumforschung ist weit davon entfernt, das Rätsel des Traums zu lösen und die Frage zu beantworten, ob der Traum für uns lebensnotwendig ist oder einen Luxus der Natur darstellt. Es erscheint aber zweifelhaft, daß sich die Evolution einen Luxus erlauben kann. Ein Zusammenhang von Trauminhalten mit noch gegenwärtigen (rezenten) Tagesereignissen, ein Phänomen, welches von Freud als Tagesrest bezeichnet wurde, scheint gesichert. Träume leisten darüber hinaus einen Beitrag zur Integration des psychischen Apparates, wobei sie eine informationsverarbeitende Bedeutung haben, Lernen und Gedächtnisleistung fördern und eine intellektuelle Leistung darstellen.

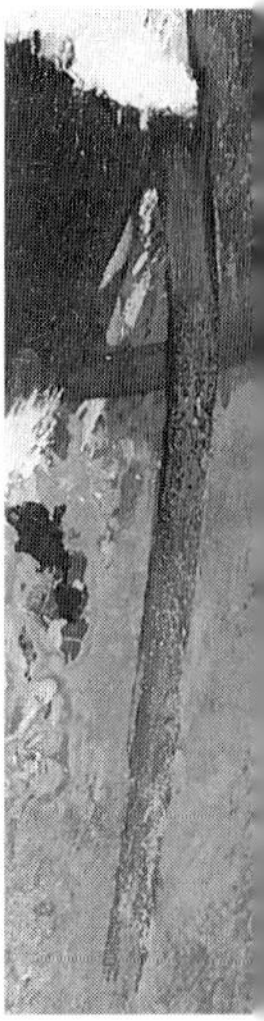

1.5 Wieviel Schlaf brauche ich?

Ein für alle Menschen gültiges Schlafmaß gibt es nicht. Die Frage nach der Menge an Schlaf pro Nacht kann nur für jeden einzelnen Menschen individuell beantwortet werden. Die spontane Schlafdauer der meisten Erwachsenen liegt *zwischen 7 und 9 Stunden pro Nacht* (Abb. 4). *Kurzschläfer* kommen mit weniger Schlaf aus, im Extremfall reichen ihnen 4 bis 5 Stunden, um sich ausgeruht zu fühlen. Andere Menschen benötigen wiederum über 10 Stunden Schlaf. Bei kurzschlafenden Menschen scheint im wesentlichen REM-Schlaf und Leichtschlaf eingespart zu werden, wohingegen die Menge an Tiefschlaf der von „Normalschläfern" entspricht. *Langschläfer* zeigen eine Zunahme des REM-Schlafes. Die Merkmale des Kurz- oder Langschlafens bilden sich zumeist schon im Kindes- und Jugendalter aus. Sie sind vermutlich weitgehend erblich festgelegt und lassen sich durch Training kaum beeinflussen. Kurz- und Langschläfer sind im Gegensatz zu Schlafgestörten gesunde Menschen mit einer für sie individuell optimalen Schlafdauer.

Abb. 4: Verteilung der Schlafdauer in der Bevölkerung.

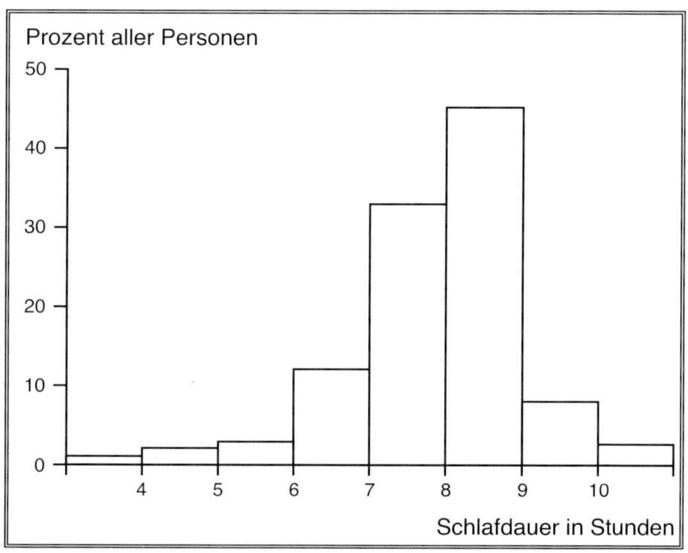

Eine *optimale Schlafdauer und Schlafqualität* ist erreicht, wenn

- der Schlaf nicht durch längere Wachperioden unterbrochen wird,
- wir uns nach dem Schlafen frisch und ausgeruht fühlen,
- das allgemeine Befinden am Tage nicht durch Müdigkeit beeinträchtigt ist und
- wir eine uneingeschränkte Leistungsfähigkeit aufweisen.

Vor allem Langschläfer beklagen eine gestörte Tagesbefindlichkeit, wenn sie wegen ihrer sozialen Aufgabenstellungen im Beruf oder in der Familie nicht ausreichend lange schlafen können. Der Mensch kann sich im allgemeinen nicht zwingen, seine optimale Schlafdauer über einen längeren Zeitraum zu verändern. Ein regelmäßiges Unterschreiten der gewohnten Schlafmenge bewirkt tagsüber ein Gefühl von Müdigkeit und Abgeschlagenheit. Ein Überschreiten der optimalen Schlafdauer hinterläßt einen schlechteren Schlaf mit Zunahme der Aufwachvorgänge, vor allem gegen Morgen.

Die Schlafdauer verändert sich im *Laufe des Lebens*. Hat ein Neugeborenes noch eine Gesamtschlafdauer von etwa 16 bis 20 Stunden, sinkt sie im weiteren Verlauf bis auf die individuelle Schlafdauer beim jungen Erwachsenen ab. Die dann erreichte, für jeden Menschen charakteristische Schlafdauer verringert sich im höheren Lebensalter nur noch unwesentlich. Die Vorstellung, ältere Menschen würden grundsätzlich weniger Schlaf benötigen, ist daher falsch. Die *zeitliche Verteilung des Schlaf-Wach-Rhythmus* verändert sich hingegen deutlich mit dem Alter. In den westlichen Kulturkreisen findet sich bei den meisten Erwachsenen ein *monophasisches Schlafmuster* mit einer etwa 8-stündigen Ruhezeit und einer 16-stündigen durchgehenden Wachzeit. Der Schlaf eines Neugeborenen ist demgegenüber gleichmäßig über den Tag und die Nacht verteilt, ein *polyphasisches Schlafmuster* mit einem ungefähren 4-Stunden-Rhythmus zeichnet sich ab. 5 bis 6 Schlafperioden werden in etwa alle 4 Stunden durch Wachperioden unterbrochen. Mit zunehmender Entwicklung bildet sich eine nächtliche Hauptschlafperiode aus. Im höheren Erwachsenenalter, besonders bei Menschen, die nicht mehr im Berufsleben stehen, findet sich häufig wieder ein biphasisches, mitunter auch polyphasisches Schlafmuster mit einer Nebenschlafepisode nach dem Mittagessen. Auch jüngere Erwachsene können unter völlig eintönigen Bedingungen mehrere Tagesschlafepisoden zeigen.

Kultur und Klima haben ebenfalls Auswirkungen auf das Schlafverhalten. Bei Bewohnern des Mittelmeerraumes ist z.B. die Ruhepause in den Mittagsstunden („Siesta") eine feste Gewohnheit. Es ist sicherlich falsch anzunehmen, daß lediglich ein Schlafverhalten mit einer durchgehenden Ruhephase in der Nacht gesund ist. Unterschiede von Mensch zu Mensch sind möglich, wobei es offensichtlich einige Menschen gibt, die einen Mittagsschlaf stärker benötigen als andere, ohne daß eine krankhafte Störung vorliegt.
Die bevorzugte *Schlafzeit* eines Menschen innerhalb des 24-Stunden-Tages bleibt im Verlauf des Lebens relativ gleich, zwischen verschiedenen Menschen können die Unterschiede aber groß sein. Das Spektrum reicht von Menschen, die früh zu Bett gehen und früh aufstehen, den *„Lerchen"*, zu Menschen, welche ihre Schlafperiode später in die Nacht verschoben haben und erst spät am Morgen erwachen, den *„Eulen"*. Solche Verschiebungen der Schlafphasenlage gelten als normal. In Extremfällen können sie Krankheitswert bekommen, wenn es dem Betreffenden nicht gelingt, sein Schlafverhalten den Erfordernissen seiner Umwelt anzupassen bzw. beruflich und privat eine entsprechende Nische in der Gesellschaft zu finden. Ein erheblicher Leidensdruck mit Erscheinungen wie Medikamentenmißbrauch und depressiven Verstimmungen ist die Folge.

Merke:
Jeder Mensch hat seine individuelle Schlafdauer, welche im Durchschnitt zwischen 7 und 9 Stunden pro Nacht liegt, aber auch länger oder kürzer sein kann. Eine optimale Schlafdauer wird erreicht, wenn man sich morgens frisch und ausgeruht fühlt ohne Beeinträchtigung im Wohlbefinden oder der Leistungsfähigkeit. Die Schlafdauer eines Erwachsenen bleibt im Verlauf des Lebens weitgehend gleich, es kann sich allerdings die Verteilung in Schlafepisoden über den 24-Stunden-Tag ändern. Ebenso bleibt die bevorzugte Schlafzeit eines erwachsenen Menschen im Lebensverlauf relativ konstant, wobei jedoch deutliche Unterschiede zwischen einzelnen Menschen bestehen können.

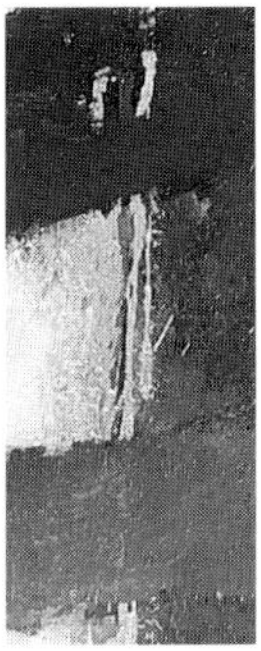

2.1 Woran erkenne ich eine Schlafstörung?

Eine *gelegentlich bestehende Störung* des Nachtschlafes ist ein normaler Bestandteil des alltäglichen Lebens wie gelegentliche Kopfschmerzen, Husten, Schnupfen oder andere Unannehmlichkeiten. Die akute Schlafstörung dauert nur wenige Tage und wird meist durch psychosoziale Belastungen bedingt. Als *Schlafstörungen mit eigenem Krankheitswert* sind chronische Schlafstörungen zu verstehen, welche zumindest einen Monat lang andauern. Schlafstörungen zeigen sich durch eine

- Beeinträchtigung des Schlafes hinsichtlich seiner Dauer (zu kurz oder zu lang), seiner Qualität (nicht ausreichend erholsam) und dem Zeitpunkt seines Auftretens (Schlaf zu ungeeigneten Tageszeiten) bei Erkrankungsformen mit den medizinischen Fachbezeichnungen der Insomnie (s. Kap. 3), der Hypersomnie (s. Kap. 4) und den Schlaf-Wach-Rhythmusstörungen (s. Kap. 6) oder
- in Beeinträchtigungen des Schlafenden durch ein abnormes Ereignis, welches während des Schlafes auftritt, den sogenannten Parasomnien (s. Kap. 5), und/oder
- in einem weiteren wichtigen Kriterium eines gestörten Schlafes, einer Beeinträchtigung des Wohlbefindens und der Leistungsfähigkeit am Tage (bei allen o.g. Schlafstörungen).

Die größte Gruppe von Schlafgestörten leidet entweder an einem Zuwenig (sog. Insomnie) oder an einem Zuviel von Schlaf (sog. Hypersomnie). Der medizinische Fachbegriff *Insomnie* bedeutet ins Deutsche übersetzt komplette Schlaflosigkeit. Insomnie erscheint in der Praxis jedoch meist als eine Störung von zu wenig Schlaf im Sinne einer Hyposomnie. Insomnien gehen mit einer Störung des Ein- und/oder Durchschlafens und einer daraus erwachsenden krankhaften Müdigkeit am Tage einher. Eine *Einschlafstörung* ist durch die Schwierigkeit rasch einzuschlafen gekennzeichnet, eine *Durchschlafstörung* bedeutet, häufig nachts aufzuwachen und/oder nach einem Erwachen schwer wieder einschlafen zu können. Ein Erwachen mindestens zwei Stunden vor der gewohnten und gewünschten Zeit und das Unvermögen, wieder einschlafen zu können, wird als *Früherwachen* bezeichnet. Ein Zuviel an Schlaf wird mit dem Begriff der *Hypersomnie* umschrieben. Hauptmerkmale dieser Störungen sind entweder übermäßige Schläfrigkeit während des Tages,

Schlafattacken mit unwillkürlichem Einnicken, welche nicht durch eine mangelnde Schlafdauer nachts zu erklären sind, oder in seltenen Fällen verlängerte Übergangszeiten vom Aufwachen bis zur völligen Wachheit i.S. einer Schlaftrunkenheit. Die Schlaflosigkeit mit *pathologischer Müdigkeit*, dem Wunsch einzuschlafen, ohne es zu können, ist klinisches Leitsymptom der Insomnie. Die *pathologische Schläfrigkeit*, der unwillkürliche Drang zu schlafen, ohne es zu wollen, ist demgegenüber das charakteristische Kennzeichen der Hypersomnie. Weitere unspezifische *Symptome einer beeinträchtigten Tagesbefindlichkeit* wie Unwohlsein, Konzentrations- und Leistungsschwäche, Muskelschmerzen, Irritabilität, depressive Verstimmungen oder Ängste dem Schlaf gegenüber können neben ausgeprägt körperlichen Symptomen wie Bluthochdruck und Herzrhythmusstörungen, meist als Folge- oder Begleiterkrankung, das Beschwerdebild von Schlafgestörten vervollständigen.

Merke:
Vorübergehende Beeinträchtigungen des Schlafes sind Bestandteil unseres alltäglichen Lebens. Schlafstörungen mit eigenem Krankheitswert dauern zumindest einen Monat. Der Schlaf kann hinsichtlich seiner Dauer, seiner Qualität, des Zeitpunktes oder durch ein abnormes Ereignis beeinträchtigt sein. Häufig findet sich tagsüber eine Abnahme des körperlich-seelischen Wohlbefindens und der Leistungsfähigkeit.

2.2 Ist gestörter Schlaf gefährlich?

Eine Schlafstörung ist häufig keine eigenständige Erkrankung, sondern wie Fieber, Kopf- oder Bauchschmerzen Ausdruck einer zugrunde liegenden Gesundheitsstörung. Bei allen länger dauernden Schlafstörungen sollte daher eine ärztliche Untersuchung durchgeführt werden, um die Ursache der Schlafstörung zu finden und sie entsprechend zu behandeln. Aber auch Schlafstörungen als eigenständiges Krankheitsbild bergen gesundheitliche Risiken (s. a. Kap. 3.2, 4.3 und 5.3). Tagesmüdigkeit, Stimmungsveränderungen und eine verminderte Konzentrations- und Leistungsfähigkeit sind Folgeerscheinungen eines gestörten Schlafes. Die Betroffenen sind dadurch zunehmend sozial isoliert, im Berufsleben weniger leistungsfähig, häufiger krank und einem erhöhten Risiko für Arbeits- und Autounfälle ausgesetzt. Das Sterberisiko ist ebenfalls erhöht, weiterhin besteht eine Empfänglichkeit für Alkohol- und Drogenmißbrauch. Bei 47% der Patienten mit Schlafproblemen in einer amerikanischen Untersuchung gingen die Schlafbeschwerden mit körperlichen und psychiatrischen Erkrankungen einher, im Gegensatz zu nur 11% der beschwerdefreien Kontrollgruppe. Fast die Hälfte der Patienten mit erhöhter Tagesmüdigkeit erleidet zum Teil lebensgefährliche Autounfälle. Für 27% der Autounfälle in Großbritannien, bei denen es zu einem Schädel-Hirn-Trauma mit Bewußtlosigkeit kam, wird Müdigkeit als ein Auslöser angesehen. Patienten mit nächtlichen, schlafgebundenen Atmungsstörungen, einem sog. Schlafapnoesyndrom, haben ein deutlich erhöhtes Risiko, einen Herzinfarkt oder Schlaganfall zu erleiden.

Merke:
Chronische Schlafstörungen stellen Anzeichen eines ernst zu nehmenden gesundheitlichen Problems dar.

Versäumter Schlaf kann bis zu einem gewissen Grad nachgeholt werden, wobei sich die Regulation des Schlafes als ein sehr flexibles System erweist. Das Schlafdefizit wird durch relativ wenig Zusatzschlaf ausgeglichen. Nach vorangegangenen Schlafverlusten kommt es in der Folgenacht zu einer Zunahme des Tiefschlafanteiles, wobei die Gesamtschlafdauer nicht mehr als 2 bis 4 Stunden anwächst. Ein Vorausschlafen bei anstehenden z.B. beruflich bedingten Schlafentzügen ist nur begrenzt möglich, weil das Vorausschlafen häufig mit einer gewissen Erwartungshaltung verbunden ist, welche den Einschlafprozeß störend beeinflußt.

2.3 Welche Ursachen können Schlafstörungen haben?

Ein gestörter Schlaf kann eine Vielzahl unterschiedlichster Ursachen haben. Die Amerikanische Gesellschaft für Schlafstörungen beschreibt insgesamt 88 verschiedene Schlafstörungen. Folgende häufige Ursachen können mit dem Beschwerdebild einer Schlafstörung verbunden sein:

- *von außen einwirkende Störfaktoren* (ungeeignete Schlafumgebung, Lärm, falsche Ernährung),

- *Fehlverhalten im Umgang mit dem Schlaf* (unregelmäßige Schlafzeiten, Tagschlafperioden, ausgedehnte Liegezeiten im Bett, Genuß von Koffein, Alkohol oder Nikotin kurz vor dem Zubettgehen, körperliche oder geistige Aktivitäten kurz vor dem Schlafen und Weiterführen im Bett, Arbeiten im Bett),
- *Anpassungsschwierigkeiten* (Alltagsprobleme, Streß, emotionale Konflikte, Belastungssituationen, Änderungen der Schlafgegebenheiten),
- *körperliche Erkrankungen* (Herzkreislauferkrankungen, Atemwegserkrankungen, Magen-Darm-Erkrankungen, Nierenerkrankungen, Leberkrankheiten, Stoffwechselstörungen, hormonelle Störungen, neurologische Erkrankungen, Infektionskrankheiten, orthopädische Leiden, Schmerzzustände usw.),
- *psychische Störungen* (unbewußte seelische Konflikte),
- *psychiatrische Erkrankungen* (Depression, Manie, Schizophrenie, Angsterkrankungen, Eßstörungen, Demenz),
- *Alkoholmißbrauch, Drogen- und Medikamenteneinnahme* (Heroin, Morphium, Amphetamine, Kokain, Koffein, Theophyllin, beta-Blocker, Gyrasehemmer, Kortikosteroide, Schilddrüsenhormone, Appetitzügler, aktivierende Antidepressiva, Schlafmittel usw.),
- wichtige, *eigenständige Erkrankungen* (Syndrom ruheloser Beine und Syndrom der periodischen Beinbewegungen im Schlaf, Schlafapnoesyndrom).

Verläßliche Daten über die Häufigkeitsverteilung der unterschiedlichen Schlafstörungen in der Bevölkerung existieren nicht, die diagnostischen Erfassungen von Insomniepatienten in schlafmedizinischen Zentren können aber als Richtwert dienen. 18-25% der Patienten mit Ein- und/oder Durchschlafstörungen in Spezialabteilungen für Schlafmedizin haben ruhelose Beine, periodische Bewegungen oder ein Schlafapnoesyndrom. Der Anteil psychiatrisch begründbarer Insomnien liegt bei 31-36%, bei 7-12% der Patienten findet sich ein Zusammenhang der Schlafstörung mit Alkoholmißbrauch, Sucht oder Medikamenteneinnahme. Eine primäre/psychophysiologische Form liegt bei 15-24% vor. Andere organische Ursachen werden mit 4-11% angegeben.

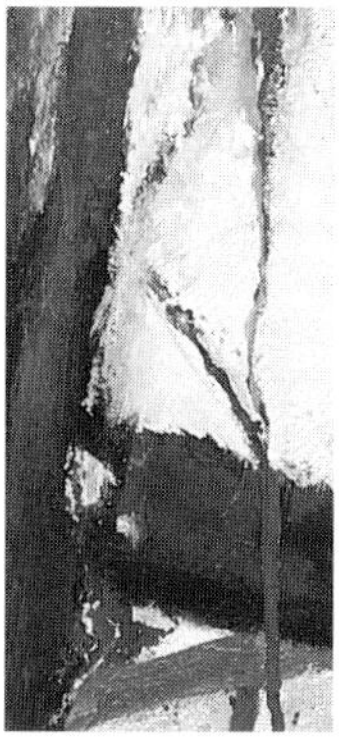

Merke:

Schlafstörungen können vielfältige Ursachen haben. Körperlich begründbare Erkrankungen, psychiatrische Störungen und durch Alkohol, Medikamente oder Sucht bedingte Schlafstörungen machen über 2/3 der Schlafstörungen in Spezialabteilungen für Schlafmedizin aus.

2.4 Sind Schlafstörungen häufig?

Der Schlafgestörte ist mit seiner Erkrankung nicht allein. Schlafstörungen sind ein häufiges Gesundheitsproblem. In epidemiologischen Untersuchungen wird in den westlichen Industrieländern eine Häufigkeit von Schlafstörungen von ungefähr 20-30% angegeben. Bei der Hälfte der Betroffenen, d.h. bei 10-15% der Bevölkerung liegt eine schwere, behandlungsbedürftige Schlafstörung vor. Jeder 4. Westdeutsche leidet an Ein- bzw. Durchschlafstörungen, welche nicht durch äußere Einflüsse bedingt sind (Abb. 5).

Abb. 5: Anzahl der Deutschen mit Schlafproblemen.

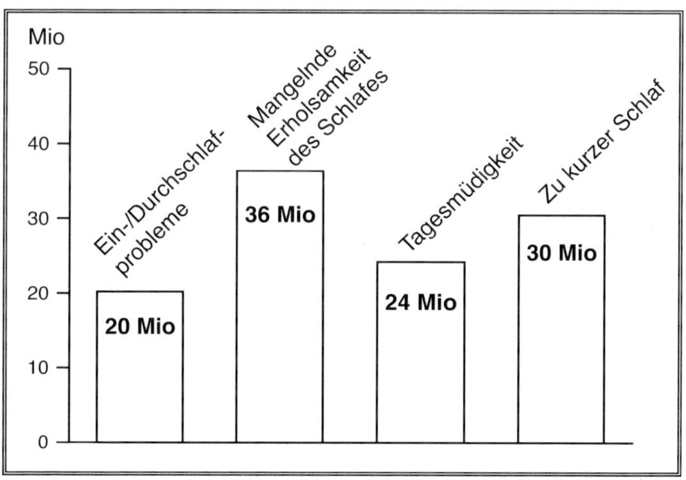

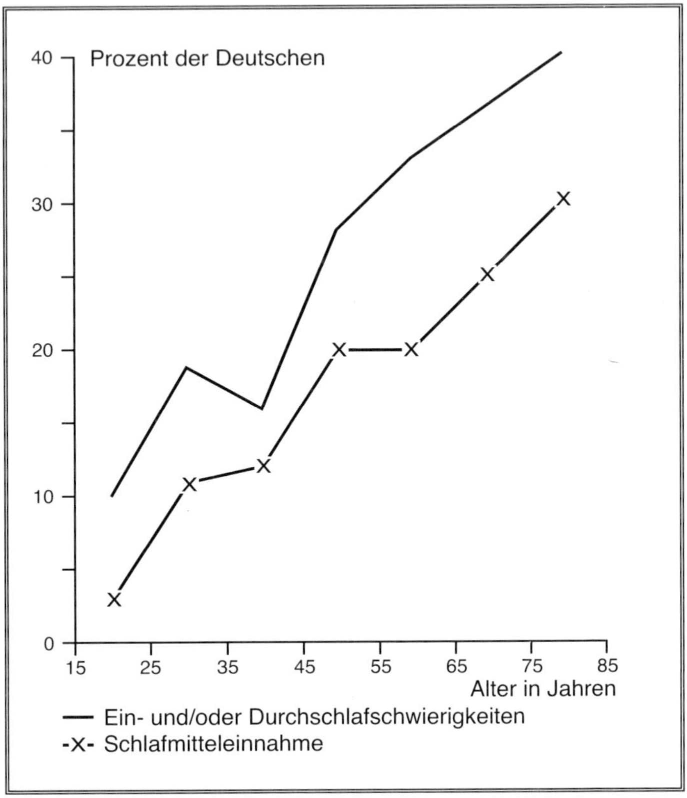

Abb. 6: Häufigkeit von Ein- und/oder Durchschlafschwierigkeiten und der Schlafmitteleinnahme im Altersverlauf der deutschen Bevölkerung.

Mit zunehmendem Alter steigt die Häufigkeit von Schlafbeschwerden weiter an (Abb. 6).

Merke:
Ein Viertel aller Menschen leidet an zumindest gelegentlich auftretenden Schlafstörungen, bei der Hälfte der Betroffenen ist die Schlafstörung eine behandlungsbedürftige Erkrankung.

2.5 Wann muß ich mit Schlafproblemen den Arzt aufsuchen?

Eine akute, gelegentlich auftretende Schlafstörung gehört zu den Unannehmlichkeiten des täglichen Lebens. Sie dauert meist nur wenige Tage und bedarf in der Regel keiner ärztlichen Intervention. Ein- oder Durchschlafstörungen, welche mehrmals in der Woche auftreten und über einen Monat andauern, sollten dagegen von einem Arzt abgeklärt werden (s. a. Kap. 7.1). Ansonsten besteht bei nicht rechtzeitiger Behandlung das Risiko, daß sich eine chronifizierte Schlafstörung entwickelt (s. a. Kap. 3.4). Ebenfalls sollten Schlafprobleme, welche am Tage von ausgeprägter Müdigkeit und/oder verminderter Konzentrations- und Leistungsfähigkeit begleitet werden, von einem Arzt untersucht werden, weil meist eine schwere und daher sofort behandlungsbedürftige und nicht selten durch eine körperliche Erkrankung begründbare Schlafstörung vorliegt. Der Verdacht auf eine organisch bedingte Schlafstörung entsteht auch dann, wenn Beschwerden wie nächtliches Erwachen mit Schmerzen in der Brust und/oder Kurzatmigkeit oder ungewolltes Einschlafen am Tage, vor allem in monotonen Situationen wie z.B. Autofahren, auftreten. Die Tagesschläfrigkeit, der unwillkürliche Drang, schlafen zu müssen, bedarf immer einer ärztlichen Abklärung (s. a. Kap. 4.3).

Die diagnostische Abklärung einer Schlafstörung umfaßt neben einem ausführlichen ärztlichen Gespräch eine internistische, neurologische und psychiatrische Untersuchung, um mögliche körperliche und seelische Ursachen zu erfassen. Eine nichtmedikamentöse oder eine medikamentöse Behandlung sollte erst nach Sicherung der Ursache der Schlafstörung eingeleitet werden. Keinesfalls sollten Schlafmittel über längere Zeit in Eigenregie durch den Schlafgestörten eingenommen werden, ohne daß die Schlafstörung diagnostisch abgeklärt wurde. Bringt die Behandlung über ein halbes Jahr keine Besserung der Schlafbeschwerden, ist es ratsam, an eine Überweisung in ein schlafmedizinisches Zentrum oder an einen in der Schlafmedizin erfahrenen Arzt zu denken (s. a. Kap. 7.1). Einige Schlafstörungen wie nächtliche periodische Beinbewegungen oder schlafgebundene Atemregulationsstörungen lassen sich nur in einem Schlaflabor feststellen.

Merke:
Schlafstörungen müssen dann ärztlich abgeklärt werden, wenn sie länger als 4 Wochen dauern und mehrmals pro Woche auftreten und/oder zu Tagesschläfrigkeit und ungewolltem Einschlafen am Tage führen. Bei Auftreten von Beschwerden wie nächtliches Erwachen mit Schmerzen in der Brust und/oder Kurzatmigkeit sollte unverzüglich ein Spezialist aufgesucht werden.

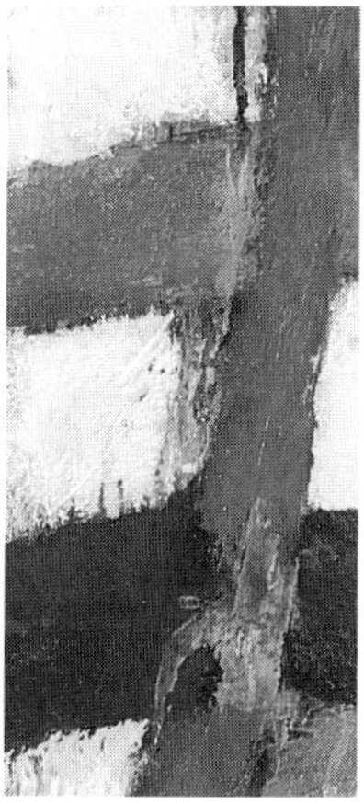

3.1 Wann ist Schlaflosigkeit eine Krankheit?

Schlaflosigkeit wird in der Medizin als Insomnie bezeichnet. Der Begriff Insomnie läßt den Eindruck einer kompletten Schlaflosigkeit entstehen, normalerweise liegt jedoch eine graduelle Störung mit zu wenig Schlaf und damit eine Hyposomnie vor. Der Begriff Insomnie beschreibt somit in erster Linie einen Mangel an Schlafquantität, es kann jedoch auch ein Mangel an Schlafqualität vorliegen. Häufiges, kurzes nächtliches Erwachen und Fehlen von Tiefschlaf vermindern die gesamte Schlafzeit nur wenig, der Erholungswert des Schlafes kann dadurch jedoch dramatisch eingeschränkt sein. Von der Weltgesundheitsorganisation wurden folgende Kriterien für die Diagnosestellung einer Insomnie festgelegt:

1. Klagen über Einschlafstörungen, Durchschlafstörungen oder eine schlechte Schlafqualität.
2. Die Schlafstörungen bestehen wenigstens 3mal pro Woche, mindestens einen Monat lang.
3. Es findet sich ein überwiegendes Beschäftigtsein mit der Schlafstörung nachts und tagsüber eine übertriebene Sorge über deren negative Konsequenzen.
4. Die unbefriedigende Schlafdauer und/oder -qualität verursacht entweder deutlichen Leidensdruck oder wirkt sich störend auf die soziale und berufliche Leistungsfähigkeit aus.

Im Vorfeld einer manifesten Insomnie können akut insomnische Beschwerden auftreten. Sie werden über das Kriterium der zeitlichen Dauer von einer manifesten Insomnie abgegrenzt. Akute insomnische Beschwerden bestehen nicht länger als 4 Wochen.

Merke:
Ein- und Durchschlafstörungen, welche seit mindestens 4 Wochen bestehen und zu Einbußen des Wohlbefindens und der Leistungsfähigkeit am Tage führen, gelten als eine manifeste Krankheit im Sinne einer Insomnie.

3.2 Ist anhaltende Schlaflosigkeit gefährlich?

Eine über mehrere Wochen oder länger anhaltende und vor allem therapieresistente Schlaflosigkeit kann der Ausdruck einer schwerwiegenden zugrunde liegenden Gesundheitsstörung sein. Es kommen zahlreiche Erkrankungen in Frage, von denen Stoffwechselstörungen, Lungenerkrankungen und Erkrankungen des Herz-Kreislauf-Systems eine gesundheitliche Bedrohung für den Patienten darstellen. Nicht die Schlaflosigkeit ist hier gesundheitsschädlich, sondern die zugrunde liegende Gesundheitsstörung. Aber auch Schlaflosigkeit als eigenständige Erkrankung bedeutet für den Betroffenen, einem erhöhten Gesundheitsrisiko ausgesetzt zu sein. In zahlreichen wissenschaftlichen Untersuchungen wurde nachgewiesen, daß Tagesmüdigkeit, depressive Verstimmungen sowie eine verminderte Konzentrations- und Leistungsfähigkeit häufige Folgeerscheinungen eines gestörten Schlafes sind. Sie führen zu Einbußen in der sozialen Kompetenz mit weniger sozialen Kontakten, zu Problemen im Umgang mit Freunden, Verwandten, Arbeitskollegen und Vorgesetzten, zu einer geringeren Arbeitsproduktivität und vermehrten Fehlzeiten. Die Gefährdung für Berufs- oder Autounfälle ist zudem größer als bei Schlafgesunden. Weiterhin besteht bei anhaltenden Schlafproblemen eine erhöhte Gefahr eines Alkohol-, Medikamenten- und Drogenmißbrauchs.

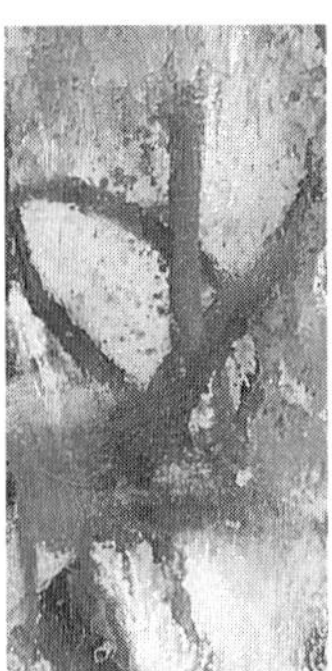

Merke:

Chronische Insomnien stellen Anzeichen eines ernst zu nehmenden gesundheitlichen Problems dar. Sie können Ausdruck einer schweren körperlichen Erkrankung sein oder als eigenständiges Krankheitsbild mit erheblichen negativen Auswirkungen auf die Gesundheit und den sozialen Erfolg einher gehen.

3.3 Welche Ursachen kann Schlaflosigkeit haben?

Die Ursachen einer Schlaflosigkeit können vielfältig sein (s. a. Kap. 2.3). Allgemein gilt es zwischen äußeren Störfaktoren, u.a. auch Fehlverhalten im Umgang mit dem Schlaf, zugrunde liegenden körperlichen Erkrankungen (Tab. 2, Tab. 3) sowie eigenständigen Formen von Insomnien zu unterscheiden. Hilfreich ist auch für den praktizierenden Arzt im Erstgespräch die Einteilung der Insomnien in die *fünf häufigsten Ursachen, den „fünf Ps"*:

- *physikalisch* (z.B. körperliche Erkrankungen, vor allem Schlafapnoesyndrom, periodische Beinbewegungen, unruhige Beine, Herz-, Lungen-, Stoffwechselerkrankungen, Schmerzen, störende Außeneinflüsse wie Lärm, Temperatur, Licht),
- *physiologisch* (z.B. gestörte Schlafhygiene, unregelmäßige, häufig wechselnde Schlafzeiten wie bei Schichtarbeit, reisebedingter Zeitzonenwechsel),
- *psychologisch* (z.B. eine belastende Lebensvorgeschichte, aktuelle seelische Probleme, Streß, persönlichkeitsbedingtes Nicht-Abschalten-Können),
- *psychiatrisch* (z.B. Depression, Manie, Schizophrenie, Angsterkrankung, Eßstörung, Demenz) und
- *pharmakologisch* (z.B. die Einnahme schlafstörender Medikamente, Genußmittelfehlverhalten wie abendlicher Kaffee-/Colagenuß, Alkohol- und Drogenmißbrauch).

Tab. 2: Die häufigsten körperlichen Erkrankungen mit Auslösung einer Insomnie.

Atemwegserkrankungen
wie Asthma bronchiale, Bronchitiden, Lungenüberblähung (Emphysem), Minderbelüftung (alveoläre Hypoventilation), bösartige Tumorerkrankungen der Lunge mit vermindertem Sauerstoffgehalt im Körpergewebe (Hypoxie).
Augenerkrankungen
wie Blindheit, Augeninnendruckerhöhung (Glaukom), Augenverletzungen, Entzündungen.
Degenerative Erkrankungen des Zentralnervensystems
wie Schüttellähmung (Morbus Parkinson), hirnorganischer Abbauprozeß mit Minderung der intellektuellen Fähigkeiten (Morbus Alzheimer, Multi-Infarkt-Demenz), multiple Sklerose, Chorea Huntington, amyotrophe Lateralsklerose.
Herz-Kreislauf-Erkrankungen
wie Herzinsuffizienz, koronare Herzkrankheit mit Angina pectoris, Herzrhythmusstörungen, Bluthochdruck.
Hirnhautentzündung mit Beteiligung des Gehirns (Meningoenzephalitis)
Hirnschäden
wie frühkindliche Hirnschäden, in Folge einer Verletzung, durch hirnschädigende Substanzen.
Hirntumoren
Hormonelle Störungen/Umstellungen
wie Menopause, Schwangerschaft, menstruelles Syndrom, postpartales Syndrom.
Infektionskrankheiten
Juckreiz
bei Erkrankungen der Haut, der Leber, peripherer Nerven, bei Syphilis, psychisch bedingt.
Krebserkrankungen
Leberkrankheiten
wie Leberzirrhose, Gallensteine.

Magen-Darm-Erkrankungen

wie Magenschleimhautentzündung (Gastritis), Zwölffingerdarmentzündung (Duodenitis), Magen-Darm-Geschwüre, Speiseröhrenentzündung durch Rückfluß von Magensaft (Refluxösophagitis), Verstopfung (Obstipation), Morbus Crohn, Colitis ulcerosa.

Nierenerkrankungen

wie Niereninsuffizienz, Nierensteine.

Postoperative Syndrome

Schmerzzustände

wie Schmerzen bei Herzerkrankungen (s.o.), Bauch- und Rückenschmerzen, Koliken (bei Magen-Darm-Erkrankungen, Nierenerkrankungen),
Kopfschmerzen (bei Zahnläsionen, Augenerkrankungen wie Glaukom (s.o.), Bluthochdruck oder degenerativen Veränderungen der Halswirbelsäule, eigenständig bei Migräne, Cluster-Kopfschmerz, Arteriitis temporalis),
Schmerzsyndrome im Ausbreitungsgebiet eines Nerven (z.B. Trigeminusneuralgie),
periphere Nervenschäden (bei Carpaltunnelsyndrom, Polyneuropathie unterschiedlicher Genese, Krampussyndrom, Restless-legs-Syndrom, entzündlicher oder traumatischer Schädigung peripherer Nerven, Ischialgie und Lumbalgie bei Bandscheibenvorfall, Plexusschädigung anderer Art),
Schmerzsyndrome bei orthopädischen Leiden (bei degenerativen Verschleißerscheinungen von Wirbelsäule und Gelenken, Osteoporose, Arthrose und Arthritis, Fibromyalgiesyndrom, Morbus Bechterew, Haltungsanomalien),
Schmerzattacken bei Stoffwechselerkrankungen (Gichtanfällen oder Polyneuropathien bei Zuckerkrankheit).

Stoffwechselerkrankungen

wie Schilddrüsenüberfunktionsstörung (Hyperthyreose), Zuckerkrankheit (Diabetes mellitus), vermehrte Ausschüttung/Zuführung von Streßhormonen (Hyperkortisolismus) bei Morbus Cushing/Folge einer Kortisonbehandlung, Elektrolytstörung mit Verminderung des Kaliums (Hypokaliämie).

Zerebrales Anfallsleiden (Epilepsie)

- Antibiotika (z.B. Gyrasehemmer),
- Anticholinergika (Substanzen, welche die Wirkung von Azetylcholin unterdrücken, einer Substanz, die an bestimmten Nervenendigungen freigesetzt wird und Überträgerfunktion ausübt),
- aktivierende Antidepressiva (z.B. MAO-Hemmer, Serotoninwiederaufnahmehemmer; Psychopharmaka, welche in der Behandlung von Depressionen Anwendung finden),
- Antihistaminika (Pharmaka, die die Wirkung von Histamin abschwächen bzw. aufheben; z.B. in Medikamenten gegen Heuschnupfen, Urtikaria),
- Antihypertensiva (blutdrucksenkende Medikamente; z.B. Beta-Blocker, Kalziumantagonisten, ACE-Hemmer, Clonidin, Urapidil),
- Appetitzügler,
- Atemwegspräparate (z.B. Theophyllin),
- Benzodiazepine (Psychopharmaka mit angstlösender, beruhigender, muskelrelaxierender und krampflösender/-verhindernder Wirkung) bei Hochdosisabhängigkeit,
- Kortikosteroide (Nebennierenrindenhormone),
- Diuretika (entwässernde Medikamente),
- Hypnotika (Schlafmittel) mit kurzer Wirkdauer,
- Neuroleptika (Antipsychotika; Psychopharmaka zur Behandlung von Schizophrenie, Manie, wahnhaften Störungen),
- Nootropika mit aktivierender Wirkung (Medikamente, die durch Steigerung der zerebralen Durchblutung und des Hirnstoffwechsels eine Verbesserung der Hirnleistung im Alter bewirken sollen),
- Schilddrüsenhormone,
- Sympathomimetika (Substanzen, deren Wirkung einer Erregung des sympathischen Nervensystems ähnelt; z.B. in Kreislaufmitteln, in der Intensivmedizin zur Wiederbelebung),
- Zytostatika (die Zellteilung verhindernde/verzögernde pharmakologische Substanzen in der Tumortherapie).

Tab. 3: Häufig angewendete Medikamente mit potentiell schlafstörender Wirkung.

3.4 Warum wird Schlaflosigkeit chronisch?

Eine einzelne Ursache führt selten zu einer chronischen Schlafstörung. Chronische Insomnien sind Erkrankungen mit komplexen Wechselwirkungen von psychischen und körperlichen Ursachen mit physiologischen und geistigen (kognitiven) Faktoren, welche zudem durch bestimmte Reaktionen bedingende (konditionierende) Faktoren und fehlgeschlagene Behandlungsversuche überformt werden: Unterschiedlichste Belastungen in der Lebensgeschichte vermögen akute Schlafstörungen auszulösen, wobei Dauerstreß und anhaltende Belastungen für die Entwicklung einer chronischen Insomnie bedeutsam sind. Sie erzeugen ein erhöhtes Erregungsniveau in Körper und Psyche (sog. „Hyperarousal") mit einer Labilisierung vegetativer Funktionen (z.B. Herzrasen, Schwitzen), körperlicher Anspannung (z.B. Muskelverspannung, Unruhe), gefühlsmäßiger Erregung (z.B. Ärger und Angst vor dem Nichteinschlafenkönnen) und geistiger Überaktivität (z.B. Gedankenkreisen, ständig neu einschießende Gedanken). Dieses Hyperarousal verhindert das Einschlafen und führt zu einer Unterbrechung der Schlafkontinuität durch nächtliches Erwachen. Nach einiger Zeit kommen die Symptome beim Schlafgestörten schon beim Betreten des Schlafzimmers zum Tragen, mitunter bereits am späten Nachmittag in Erwartung der kommenden schlaflosen Nacht. Die Schlafumgebung und der Vorgang des Schlafengehens werden zum unbewußten Signal dafür, nicht schlafen zu können. Im verhaltensmedizinischen Sinne findet eine sogenannte Konditionierung statt. Die Schlafsituation wird gedanklich und gefühlsmäßig an die Schlaflosigkeit gekoppelt. Der so schlafgestörte Patient erlebt eine unerholsame Nacht und ist dadurch am Tage vermindert leistungsfähig. Er löst seine den Schlaf störenden Probleme des Tages nicht mehr ausreichend und sehnt sich so sehr nach einem erholsamen und ausreichend langen Schlaf, daß er ihn am liebsten erzwingen möchte. Es entsteht ein Teufelskreis aus Schlafstörung, verminderter Leistungsfähigkeit am Tage, Ärger, Anspannung und Angst, welcher die Schlafstörung unterhält und zur Chronifizierung beiträgt (Abb. 7). Auch nach dem Wegfall der auslösenden Ursachen bleibt eine Bereitschaft zu einer permanenten Streßreaktion bestehen, so daß harmlose Belastungen jederzeit die Symptomatik wieder auslösen können.

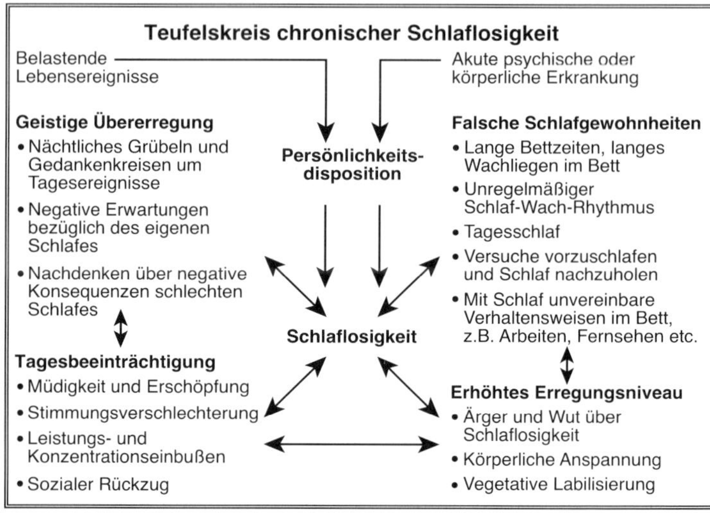

Abb. 7: Teufelskreis chronischer Schlaflosigkeit.

Die Chronifizierung der Schlafbeschwerden bewirkt zumeist ein Scheitern ausschließlich auf die ehemalige Ursache der Schlafstörung zielender Behandlungsverfahren, weshalb zusätzlich insomniespezifische medikamentöse (z.B. Schlafmittel) und nichtpharmakologische Therapieansätze (z.B. Verhaltenstherapie, Entspannungsverfahren) erforderlich sind (s. Kap. 3.7 ff).

Merke:
Chronische Insomnien sind komplexe und verselbständigte Formen von Schlaflosigkeit, bei denen psychische und körperliche Ursachen der Schlafstörung durch sogenannte konditionierende Faktoren und fehlgeschlagene Therapieversuche überformt wurden.

3.5 Wann muß ich bei Schlaflosigkeit zum Arzt?

Eine Insomnie wird zu einem ernst zu nehmenden Problem, wenn die Beeinträchtigung des Schlafes für den Betreffenden eine wesentliche Beschwerde ist und/oder andere körperliche/seelische Störungen (z.B. Depressionen) ausgelöst oder verschlimmert werden. Besteht der Verdacht auf eine körperliche Erkrankung mit nachfolgender Schlafstörung oder ein Schlafapnoesyndrom mit nächtlichem

Schnarchen und Atemstillständen, sollte der Betroffene unverzüglich seinen Arzt aufsuchen. Patienten, welche unter einer erheblichen Tagesmüdigkeit leiden, sollten ebenfalls sofort ihren Arzt konsultieren, vor allem wenn sie eine verantwortungsvolle berufliche Tätigkeit ausüben (s. a. Kap. 7.1).

3.6 Wie werden die 12 häufigsten Formen von Schlaflosigkeit behandelt?

Unabhängig von wissenschaftlichen Einteilungsmerkmalen lassen sich in der Praxis 12 häufig auftretende Formen von Insomnie unterscheiden:

1. **Insomnie bedingt durch Anpassungsschwierigkeiten.** Es handelt sich um eine akute Schlafstörung (vorübergehende oder Kurzzeitinsomnie), welche durch Streß, seelische Probleme oder Änderungen der Schlafgegebenheiten ausgelöst wird. Sie ist die häufigste Insomnieform und verschwindet bzw. nimmt bei Verschwinden des auslösenden Faktors ab. Eine *Behandlung* ist nur bei hohem Leidensdruck, geringer seelischer Stabilität des Schlafgestörten oder bei über mehrere Wochen dauernden Beschwerden erforderlich. Vorrangig ist eine stützende oder verhaltenstherapeutisch ausgerichtete nichtpharmakologische Behandlung, kurzfristig können bei stärkerer Beeinträchtigung auch Schlafmittel eingesetzt werden.

2. **Insomnie infolge falscher Schlafhygiene.** Schlafstörende Verhaltensweisen wie häufig wechselnde Zubettgeh- und Aufstehzeiten, lange Schlafperioden am Tage und ausgedehnte Liegezeiten von 10 oder mehr Stunden im Bett beeinträchtigen auf Dauer die Ausbildung eines stabilen Schlaf-Wach-Rhythmus. Der Genuß von Koffein, Alkohol oder Nikotin vor dem Zubettgehen, übertriebene körperliche oder zu sehr anregende geistige Aktivitäten kurz vor dem Schlafen oder im Bett, nicht zuletzt ein ungemütliches, zu heiß oder kalt temperiertes Schlafzimmer mit störenden Einflüssen durch Licht, Geräusch- oder Geruchsquellen sind häufige Ursachen eines gestörten Schlafes. Vor allem ein Fehlverhalten im Umgang mit dem Schlaf ist den Betroffenen zumeist nicht bewußt und muß vom behandelnden Arzt systematisch nach den ge-

nannten Punkten abgeklärt werden. Die *Behandlung* besteht in erster Linie in der strikten Einhaltung einer idealen Schlafhygiene, d.h. im allgemeinen in einer Verhaltensänderung.

3. **Psychogen-psychoreaktive Insomnie.** Bei dieser Form stören unbewußt seelische Konflikte den Schlaf. Oft beginnt diese Insomnieform im Zusammenhang mit Reaktionen auf situative Belastungen i.S. einer Insomnie bei Anpassungsschwierigkeiten. Der längere Verlauf zeigt jedoch, daß schwerwiegende innere Probleme die Schlafstörung erhalten. Die Schlafstörungen können in ein komplexes Bild unterschiedlicher psychiatrischer Symptome wie Angst, gefühlsmäßige Labilität, Depressivität oder Versagenszustände eingebunden sein, nächtliche Aufwachvorgänge können körperliche Zeichen eines Traumerwachens wie abruptes Wachheitsgefühl, Unruhe oder Herzrasen ohne Traumerinnerung aufweisen (Abb. 8).

Abb. 8: Schlafprofil eines Patienten mit einer leichten Insomnie und häufigem REM-Erwachen als Ausdruck eines unbewußt seelischen Konfliktes. W = wach, MT = Movement time

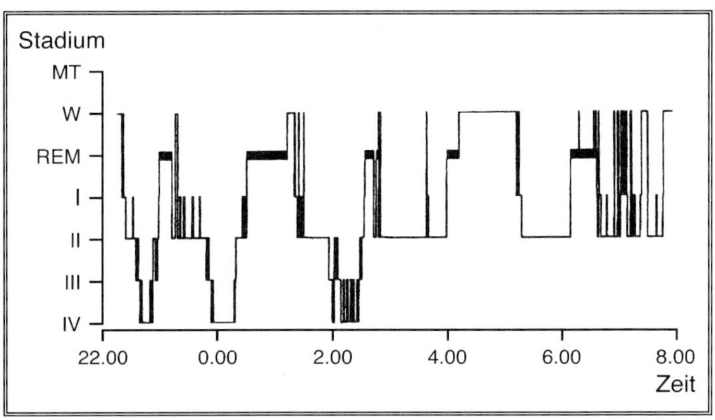

Psychologische und psychotherapeutische Verfahren sind das Mittel der Wahl in der *Therapie*. Die Anwendung von Schlaf mitteln ist nur in Ausnahmefällen zu empfehlen, um die akute Symptomatik zu lindern. Schlafmittel können bei dieser Störung die Symptomatik verschleiern und damit die Bearbeitung des zugrunde liegenden Konfliktes erschweren.

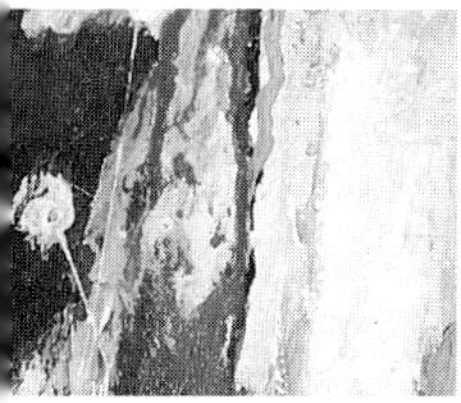

4. **Psychophysiologische Insomnie.** Eine chronisch erhöhte innere Erregung und Anspannung mit nächtlicher Unruhe und Gedankenkreisen unterhält in Verbindung mit einem erlernten Fehlverhalten im Umgang mit dem Schlaf diese Insomnie. Sie ist die typische Form einer chronischen Insomnie (s. a. Kap. 3.4) (Abb. 9). Nichtpharmakologische *therapeutische*

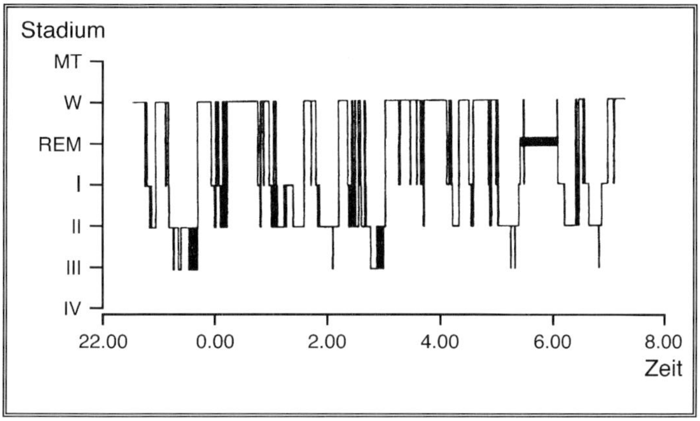

Abb. 9: Schlafprofil eines Patienten mit einer schweren Insomnie und vollständiger Strukturauflösung W = wach, MT = Movement time

Verfahren werden eingesetzt, um das Fehlverhalten und negative Konditionierungen zu korrigieren. Sie umfassen Aufklärung und Beratung des Patienten, verhaltenstherapeutische Techniken wie Schlafhygiene und Stimuluskontrolle, Entspannungsverfahren und in Einzelfällen spezifische Psychotherapieformen (s. Kap. 3.7 ff). Eine Einnahme von Schlafmitteln kann hilfreich sein, das anhaltende Erleben gestörten Schlafes zu durchbrechen. Eine tägliche Daueranwendung ist jedoch nicht empfehlenswert. Medikamentöse Intervalltherapien, die kontrollierte Bedarfstherapie oder Kombinationstherapien werden bei nichtpharmakologisch erfolglos vorbehandelten und chronisch therapieresistenten Patienten bevorzugt (s. Kap. 3.11 ff).

5.,6. **Insomnie bei Angsterkrankungen und Depressionen.** Zahlreiche Patienten mit Angsterkrankungen leiden an Ein- und v.a. Durchschlafstörungen. Bei depressiven Erkrankungen stellen Schlafstörungen das häufigste Symptom dar. Die *Behandlung* der Grunderkrankung durch Psychopharmaka und/oder psychotherapeutische Verfahren steht jeweils im Vordergrund. Zur Behandlung depressiv bedingter Schlafstörungen sind sedierende Antidepressiva (z.B. Trimipramin, Doxepin, Amitriptylin, Tolvin) Mittel der ersten Wahl. Bei Schlafgestörten mit ausgeprägter Angstsymptomatik während des Tages werden diese Substanzen ebenfalls erfolgreich eingesetzt. Unter der Schlafmittelgruppe der Benzodiazepinrezeptoragonisten werden mittel- und längerwirksame Präparate bevorzugt, welche auch eine angstlösende Potenz haben. Bei schweren Schlafstörungen kann eine Kombination von sedierenden Antidepressiva mit kurz- bis mittellang wirksamen Benzodiazepinrezeptoragonisten eingesetzt werden.

7. **Insomnie bei Störung des Schlaf-Wach-Rhythmus durch Schichtarbeit (s. a. Kap. 6.3).** Unregelmäßige Arbeitszeiten und ungünstige Schichtfolgen verhindern eine stabile Schlaf-Wach-Periode v.a. bei entsprechend veranlagten Menschen. Ein *Stabilisieren der Schlafperiode* durch möglichst regelmäßige Schlafzeiten mit bestmöglicher Lärm- und Lichtabschirmung des Schlafraumes sowie die Einteilung des Erholungsschlafes nach einer Nachtschicht in morgens ca. 4 Stunden und abends 2 bis 3 Stunden lindern durch Schichtarbeit bedingte Schlafbeschwerden. Hilfreich ist zudem, den Alkohol- und Koffeinkonsum zu minimieren und eiweißreiche Kost in der Wachperiode und kohlenhydratreiche Kost vor dem Zubettgehen zu sich zu nehmen. Im Uhrzeigersinn wechselnde Schichten (Früh -> Spät -> Nacht), einzeln eingestreute oder nur kurz dauernde (3 Tage) Nachtschichten bei gleichzeitigem Vermeiden von hellem Licht während der Arbeit, alternativ lange Nachtschichtperioden von 2 oder mehreren Wochen und heller Lichtbestrahlung während der Arbeit sind berufliche Möglichkeiten, den Schlaf von Schichtarbeitern zu verbessern. Nur bei ausgeprägten Einschlafbeschwerden sollen kurz bis mittellang wirksame Schlafmittel für maximal 3 Tage nach dem Schichtwechsel eingenommen werden.

8. **Insomnie bei Alkoholmißbrauch, Drogen- und Medikamenteneinnahme.** Schlafstörungen werden als direkte Wirkung bzw. Nebenwirkung der Substanz sowie durch ihren Entzug verursacht. Alkohol erleichtert das Einschlafen, stört jedoch die Kontinuität des Schlafes und verringert den REM- und Tiefschlaf. Chronische Schlafstörungen bei gegenwärtiger Abhängigkeits- oder Suchtproblematik erfordern eine konsequente Entzugsbehandlung. Schlafmittel mit einem Abhängigkeitspotential sind bei diesen Patienten für alle Zukunft nicht geeignet. Bei Substanzabhängigkeit ist die *Therapie* der Wahl das Absetzen der Substanzen unter ärztlicher Kontrolle. Zahlreiche Medikamente haben auch schlafstörende Nebenwirkungen (s. a. Kap. 3.3). Bei Bedarf sollten sie durch andere Substanzgruppen ersetzt werden.

9. **Insomnie bei körperlichen Erkrankungen.** Durch Schmerzen, auszehrende und fieberhafte Erkrankungen, Herz-, Lungen- und Kreislaufstörungen oder Störungen im Stoffwechsel wird der Schlaf beeinflußt (s. a. Kap. 3.3). Die *Therapie* zielt auf die Ursachen. Bis sie greift, können Schlafmittel überbrückend eingesetzt werden, sofern dadurch kein Schaden für den Patienten entsteht.

10.,11. **Insomnie bei einem Syndrom ruheloser Beine und Syndrom periodischer Bewegungen im Schlaf.** Quälende Mißempfindungen der Beine, die mit einem Bewegungsdrang einhergehen, kennzeichnen das Syndrom ruheloser Beine, auch Restless-legs-Syndrom genannt (s. a. Kap. 4.5). Sie treten vor allem in Ruhelage nach dem Zubettgehen auf und verhindern das Einschlafen. Patienten mit einem Restless-legs-Syndrom sind in nahezu allen Fällen auch an einem Syndrom periodischer Beinbewegungen im Schlaf erkrankt. Während des Schlafablaufes treten periodisch rhythmische Muskelzuckungen der Extremitäten, verbunden mit sekundenkurzen Weckreaktionen auf, stören die Schlafkontinuität und dadurch den Erholungswert des Schlafes (Abb. 10). Während ruhelose Beine den Patienten subjektiv sehr stören können, werden periodische Beinbewegungen im allgemeinen vom Patienten nicht wahrgenommen. Der durch die Erkrankung gestörte Schlaf kann jedoch zu einer erheblichen Beeinträchtigung der Tagesbefindlichkeit durch Müdigkeit und Schläfrigkeit führen. Da einige Patienten nur am Syndrom periodischer Bewegungen im Schlaf erkrankt sind, ohne ruhelose Beine zu verspüren, muß vor allem bei therapieresistenter Insomnie und Tagesschläfrigkeit an diese Erkrankungsform gedacht werden. Am häufigsten liegt beiden Syndromen eine Störung im Stoffwechsel der Hirnüberträgersubstanz Dopamin vor. Es können jedoch auch organische Grunderkrankungen diese Beschwerden verursachen, wie z.B. rheumatische Arthritis, Urämie, chronische Lungen-, Blut- oder entzündliche Muskel- oder Nervenerkrankungen. Die *Behandlung* orientiert sich an der Ursache der Störung und sollte durch einen erfahrenen Arzt vorgenommen werden. Primäre Formen werden erfolgreich pharmakologisch behandelt (L-Dopa-Präparate, kombiniert mit Decarboxylase-Hemmern, bevorzugt in Retardform, alternativ Dopaminagonisten, bei Therapieresistenz Carbamazepin, Clonazepam oder als Mittel der letzten Wahl Opioide).

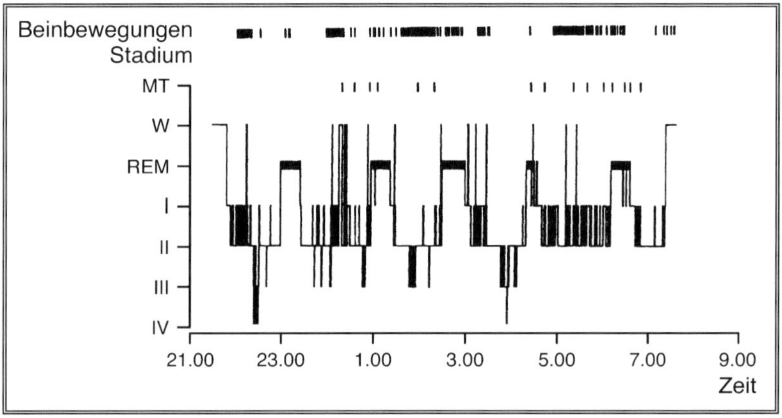

Abb. 10: Schlafprofil eines Patienten mit einer Insomnie bei einem Syndrom periodischer Beinbewegungen im Schlaf.
W = wach, MT = Movement time

12. **Insomnie bei Schlafapnoesyndrom.** Schlafgebundene Atemstillstände eines sog. Schlafapnoesyndroms können nächtliche Aufwachvorgänge auslösen. Häufiger verursachen Schlafapnoesyndrome eine Hypersomnie mit Tagesschläfrigkeit (s. a. Kap. 4.5), leichtere Formen können allerdings eine Insomnie hervorrufen. Neben lautem und unregelmäßigem Schnarchen mit Atempausen im Schlaf sind Folgeerscheinungen wie Herzrhythmusstörungen, pulmonale Hypertonie mit Rechtsherzinsuffizienz sowie arterielle Hypertonie Kennzeichen der Erkrankung. Eine differenzierte *Therapie* kann erst nach Kenntnis des Schweregrades und der krankheitsauslösenden Faktoren eingeleitet werden. Sie umfaßt Maßnahmen zur Schlafhygiene (s. Kap 3.8), besondere Verhaltensregeln (z.B. Schlafen in Seiten- oder 30°-Oberkörperhochlage), Gewichtsreduktion bei Übergewicht, Kieferprothesen, Operationen, Einsatz nächtlicher Beatmungssysteme und die Verordnung von retardiertem Theophyllin. Die Gabe von Benzodiazepinrezeptoragonisten ist im allgemeinen kontraindiziert, da die muskelentspannende und das Gehirn dämpfende Wirkung dieser Substanzen das Auftreten von Atemstillständen verstärken kann. Die Folgeerkrankungen des Schlafapnoesyndromes müssen mittherapiert werden.

Merke:

Unterschiedliche Ursachen von insomnischen Schlafstörungen erfordern unterschiedliche therapeutische Verfahren. Eine Diagnosestellung ist bei einigen Erkrankungen nur im Schlaflabor möglich. Eine vorhergehende Schlafmitteltherapie ohne diagnostische Abklärung kann fatale Folgen haben.

3.7 Wie muß ich mein Leben ändern, um gut zu schlafen?

Nicht jede Schlafstörung hat eine organische Ursache oder ist so ausgeprägt, daß ärztliche Hilfe gesucht werden muß. Häufig sind die Ursachen von Schlafbeschwerden in dem Nichtbeachten wichtiger Grundregeln im Umgang mit dem Schlaf zu sehen. Einfache Verhaltensmaßregeln genügen dann, die Schlafqualität wieder zu verbessern. Folgende Maßnahmen können hilfreich sein:

- *Die Grundeinstellung dem Schlaf gegenüber ändern:* Viele Menschen betrachten den Schlaf als überflüssig, als verlorene Zeit, in der sie nicht aktiv sein können. Diese Menschen werden Schwierigkeiten haben, die für den Schlaf notwendige Ruhe zu finden. Schlaf ist nicht nur notwendig, sondern schön und wertvoll. Wer diese Einstellung hat, schläft besser.

- *Hektik und Streß während des Tages abbauen:* Das Gefühl, noch etwas erledigen zu müssen, die Tagesarbeit noch nicht geschafft zu haben, wird mit in den Abend genommen und kann dauerhaft zu Schlafstörungen führen. Schlafgestörten ist sehr zu empfehlen, den Arbeitsplan für den Tag so zu gestalten, daß alle Aufgaben am späten Nachmittag erledigt sind.

- *Schlafstörende Gedanken abstellen:* Das Grübeln über die Probleme des nächsten Tages erlaubt es nicht, in einen schlafbereiten Zustand zu kommen. Es ist hilfreich, ein Tagebuch zu führen, in dem wichtige vergangene Tagesereignisse oder am kommenden Tag anstehende wichtige Ereignisse notiert werden. Dies führt zu einer Entlastung von nächtlichem Grübeln über diese Dinge. Der Zusammenhang zwischen Tagesereignissen und gestörtem Nachtschlaf kann dabei bewußt werden. Folgende drei Fragen sollten auf maximal zwei DIN-A5-Seiten beantwortet werden:
  1. Welches Ereignis hat mich heute am meisten beeindruckt?
  2. Welches Ereignis wird mich vermutlich morgen am meisten beeindrucken?
  3. Wie werde ich die damit verbundenen Aufgabenstellungen lösen?

- *Vor dem Zubettgehen entspannen:* Körperliche und seelische Anspannung verhindert ein entspanntes Abgleiten des Körpers in den Schlaf. Die nötige innere Bereitschaft für das Schlafen läßt sich durch Entspannungsübungen fördern (s. Kap. 3.10). Die meisten Menschen ziehen Nutzen von Muskelentspannungstraining, einige auch von autogenem Training, wie es in Kursen beispielsweise von einigen Krankenkassen oder der Volkshochschule angeboten wird. Nur das perfekte Beherrschen und regelmäßige Ausüben dieser Verfahren kann dem Schlafgestörten helfen. In der Praxis hat es sich bewährt, mindestens 2, besser noch 3 Kurse in Folge zu absolvieren.

- *Abbauen falscher Vorstellungen:* Falsche Vorstellungen über den Schlaf führen zu Besorgnis und erhöhen die innere Anspannung, welche das Einschlafen erschwert. Es ist wichtig, keine Angst vor gesundheitlichen Schäden und der Müdigkeit nach einer durchwachten Nacht zu haben. Der Schlafgestörte muß sich verdeutlichen, daß wenige Minuten des Wachliegens wie viele Stunden empfunden werden können. Weiterhin sollte er bedenken, daß es auch bei mehreren Nächten schlechten Schlafes wenig sinnvoll ist, allzu früh und zu lange ins Bett zu gehen und auf Vorrat zu schlafen. Längere Bettliegezeiten vermindern die Effektivität des Schlafes und die Kontinuität der Schlafperiode nimmt ab. Zudem wird nur eine Schlafdauer erreicht, die dem individuellen Schlafbedürfnis entspricht (s. a. Kap. 1.5). Es ist daher wenig sinnvoll, sich eine allgemeingültige Schlafdauer von 8, 9 oder mehr Stunden pro Nacht vorzunehmen. So muß sich der Schlafgestörte auch darüber klar werden, ob er in seinem bisherigen Leben eher ein Abend- oder Morgentyp war. Abendtypen werden immer mehr Schwierigkeiten mit dem Einschlafen haben und Probleme mit dem Frühaufstehen, während Morgentypen es allgemein leichter haben, im Rahmen des sozialen Anforderungsprofils zu schlafen. Wird der richtige Maßstab für die individuell überhaupt erreichbare Schlafverbesserung wieder hergestellt, verschwindet die Angst und der Ärger über einen gestörten Schlaf. Es fällt leichter, an erfreuliche Ereignisse im Leben, wie einen bevorstehenden Urlaub, das kommende Wochenende etc. zu denken. Das Vorherrschen von positivem Gedankengut erleichtert es dem Schläfer, vom Wachen ins Schlafen zu versinken.

- *Günstige Bedingungen für einen erholsamen Schlaf herstellen:* Das Schlafzimmer von Schlafgestörten darf ausschließlich dem Schlafen dienen. Gegenstände, wie ein Schreibtisch, Aktenregale oder etwa ein Bügelbrett leiten die Gedanken allzu häufig auf die noch unerledigten Dinge des Tages. Ein Schlafzimmer soll gemütlich sein, ein bequemes weder zu hartes noch zu weiches Bett beinhalten und den Schlafgestörten vor allem eines signalisieren: dies ist der schönste Raum der Wohnung, und ich gehe gerne hinein, um dort zu schlafen.

- *Den Tag geordnet und schlaffördernd gestalten:* Lange Arbeitszeiten mit kurzen Nächten, die mit langen Schlafphasen wechseln – vor allem am Wochenende, verhindern die Ausbildung eines geregelten

Schlaf-Wach-Rhythmus. Dem Schlafgestörten ist zu empfehlen, seine Arbeitszeit in ein geregeltes Maß zu bringen, um gleichmäßige Ruhephasen zu bekommen. Mit kurzen Spaziergängen oder sportlicher Tätigkeit ist es möglich, den Schlafdruck zu erhöhen. Dabei sollte beachtet werden, daß intensiver Sport am Abend zwar körperlich erschöpft, das Ein- und Durchschlafen jedoch stört.

- *Akzeptieren und Lösen psychosozialer Probleme:* Die wenigsten Schlafgestörten gestehen sich ein, daß es häufig Probleme und Konflikte sind, die Ihnen das Einschlafen erschweren. Schlafstörungen werden hierbei von unbewußten seelischen Konflikten genauso unterhalten wie von ungelösten Bagatellproblemen des Tagesgeschehens. Für den Schlafgestörten ist es wichtig, dies zu akzeptieren, und seine Tätigkeit auf die Lösung der zugrunde liegenden psychosozialen Probleme auszurichten.

- *Regeln zur Schlafhygiene beachten: siehe Kapitel 3.8.*

Merke:
Durch eine Änderung seiner Einstellung dem Schlaf gegenüber und einer veränderten Lebensführung kann der Schlafgestörte viel für die Qualität seines Schlafes tun.

3.8 Wie sieht der ideale Umgang mit meinem Schlaf aus?

Es ist eine erforderliche Maßnahme für jeden schlafgestörten Patienten, seinen Umgang mit dem Schlaf in mindestens 3 Verhaltensweisen zu ändern, durch die er in der letzten Zeit sein Schlafvermögen beeinträchtigt hat. Schlafhygiene heißt das Stichwort, welches den idealen Umgang des Menschen mit seinem Schlaf beschreibt und in Form von Regeln zur Schlafhygiene Handlungsanweisungen gibt.
Die *10 Regeln der Schlafhygiene* umfassen einfache verhaltenstherapeutische Empfehlungen, um Verhaltensweisen zu korrigieren, welche den Schlaf negativ beeinflussen. Sie sind ein elementarer Bestandteil jeder Insomnietherapie:

1. *Einhalten der individuellen Schlafmenge:* Nicht länger als notwendig im Bett verbleiben, nicht wach im Bett herumliegen, auch nicht länger als zu den beschwerdefreien Zeiten im Bett lie-

gen. Durch längeres Schlafen wird der Schlaf oberflächlicher, häufiger durch Erwachen unterbrochen und weniger erholsam.

2. *Einhalten regelmäßiger Schlafzeiten:* Jeden Tag wenn möglich zur gleichen Zeit zu Bett gehen, morgens – auch bei Müdigkeit – regelmäßig zur selben Zeit aufstehen. Keine veränderten Schlafzeiten am Wochenende oder im Urlaub zulassen, denn regelmäßige Schlafzeiten stabilisieren die Schlaffähigkeit und den Schlaf-Wach-Rhythmus.
3. *Kein Tagesschlaf:* Schlaf tagsüber reduziert den Schlafdruck für die kommende Nacht und sollte – soweit möglich – vermieden werden.
4. *Angenehme Schlafbedingungen:* Das Schlafzimmer sollte angenehm und schlafförderndgestaltet sein ohne Gegenstände, welche an Beruf oder seelische Belastungen erinnern.
5. *Ausgeglichene Ernährung:* Eine leicht verdauliche Mahlzeit am Abend erleichtert das Einschlafen, Hunger ist ebenso schädlich wie fette, scharf zubereitete Speisen.
6. *Koffeinkarenz:* Koffeinhaltige Getränke wie Kaffee, Tee oder Cola stören den Schlaf und sollten nach 17 Uhr vermieden werden.
7. *Alkohol- und Nikotinkarenz:* Abendlicher Alkoholgenuß ist untersagt, Nikotingenuß sollte so weit wie möglich eingeschränkt werden. Alkohol hat zwar eine einschlaffördernde Wirkung, stört aber das Durchschlafen und reduziert den Tiefschlaf. Auch Nikotin hat eine schlafstörende Wirkung. Der Gefahr einer Abhängigkeitsentwicklung sollte trotz guter Anfangserfolge als Selbstheilmittel vorgebeugt werden.
8. *Regelmäßiges körperliches Training:* Regelmäßige körperliche sportliche Betätigung am Vormittag oder Nachmittag, jedoch nicht kurz vor dem Schlafengehen, sollte ein Bestandteil des Lebens jedes Schlafgestörten werden. Die fitneßstärkende, regelmäßige sportliche Tätigkeit verbessert den Schlaf, gelegentlicher zu intensiver Sport wirkt dagegen schlafstörend. Bei chronisch Schlafgestörten findet sich eine Abschwächung der tageszeitlichen Schwankungen der Körpertemperatur, was zu einem schlechten Schlaf beitragen soll. Körperbewegungen verstärken den Stoffwechsel und erhöhen wieder die tageszeitabhängigen Unterschiede in der Körpertemperatur.
9. *Entspannende Abendgestaltung:* Tätigkeiten, welche innere Erregung verursachen, sollten abends vermieden werden. Arbeiten bis kurz vor dem Zubettgehen und intensive Diskussionen mit

dem Partner über Probleme führen oft zu unbewußter innerer Anspannung, die das Einschlafen erschwert.

10. *Individuell ausgerichtete Regelanwendung:* Das Leben sollte gerade in den Punkten umgestellt werden, wo der bisherige Umgang mit dem Schlaf am meisten von den Empfehlungen zur Schlafhygiene abweicht.

Die Regeln zur Schlafhygiene sind nur auf den ersten Blick kompliziert. Sie können durchaus von jedem Patienten allein erlernt werden. Sie führen dann zum Erfolg, wenn sie trotz anfänglicher Schwierigkeiten und sogar einer vorübergehenden Verschlechterung des Schlafes über mehrere Wochen konsequent durchgeführt werden.

Merke:
Das Befolgen einfacher Verhaltensregeln kann schlafstörendes Fehlverhalten korrigieren und dadurch den Schlaf verbessern. Die Regeln der Schlafhygiene bilden die Basis jeder Insomnietherapie.

3.9 Kann ich selbst mit verhaltenstherapeutischen Techniken die Schlaflosigkeit verbessern?

Verhaltenstherapeutische Techniken wirken zum einen direkt auf das Symptom „Schlafstörung", zum anderen beeinflussen sie die Begleitfaktoren und Lebensumstände, welche die Schlafstörung unterhalten.

Die *Stimuluskontrolltherapie* bearbeitet die negativen, oft unbewußten Einstellungen des Schlafgestörten zu seinem Schlaf und seiner Situation im Bett. Viele Schlafgestörte versuchen verzweifelt einzuschlafen, wollen den Schlaf erzwingen und geraten so immer mehr in einen Zustand von Ärger und Erregung. Oft führt schon das Betreten des Schlafzimmers, spätestens das „Sich-ins-Bett-legen", wie bei einem trainierten Reflex zu vollständiger Wachheit (s. a. Kap. 3.4). Das Bett wirkt dabei als Signal für die über lange Zeit gemachten Erfahrungen, in ihm nicht schlafen zu können, wachzuliegen, zu grübeln und sich zu ärgern. Mit der Stimuluskontrolle wird die oft unbewußte, bereits verselbständigte gedankliche Verbindung zwischen Schlafumgebung (Bett, Schlafzimmer) und Wachliegen wieder gelöst. Ziel dieses Verfahrens ist es, daß das Zubettgehen wieder mit angenehmen Gefühlen

und der Erfahrung, einschlafen zu können, verbunden wird.
Die Stimuluskontrolltherapie beinhaltet dabei folgende, bei konsequenter Anwendung sehr wirksame Regeln:

- Das Zubettgehen ist nur erlaubt, wenn man müde ist und glaubt, einschlafen zu können.
- Das Bett ist nur zum Schlafen oder für sexuelle Aktivitäten da. Es darf im Bett nicht gelesen, gearbeitet, ferngesehen oder gegessen werden.
- Bei Einschlafschwierigkeiten müssen nach einer festgelegten Zeit (15 Minuten!) Bett und Schlafzimmer verlassen werden. Erst bei ausreichender Müdigkeit mit dem Gefühl, wieder schlafen zu können, darf man erneut zu Bett gehen. Falls es nötig ist, wird dieser Vorgang mehrmals wiederholt, um den „Stimulus Bett von der Erfahrung Schlaflosigkeit zu lösen" und mit einem schnellen Einschlafen zu verbinden.
- Morgens wird immer zur gleichen Zeit aufgestanden, unabhängig von der Schlafqualität der letzten Nacht und dem Müdigkeitsgefühl am Morgen. Dadurch soll ein geregelter Schlaf-Wach-Rhythmus ausgebildet werden.
- Jeder Tagesschlaf ist verboten, um nicht den Schlafdruck für die kommende Nacht zu reduzieren.

Die Schlafrestriktionstherapie zielt auf das häufige Fehlverhalten von Insomniepatienten, länger als erforderlich im Bett zu bleiben, um dadurch mehr Schlaf zu bekommen. Dabei wird das in einem Schlafprotokoll z.B. aufgezeichnete Mißverhältnis zwischen der wirklichen Schlafzeit und der im Bett verbrachten Zeit therapeutisch genutzt. Das Verfahren ist sehr anstrengend und verlangt einen willensstarken Patienten. Viele Patienten können es nur umsetzen, wenn sie Urlaub haben und vorübergehende Einbußen ihrer Tagesbefindlichkeit in Kauf nehmen können. Der Insomniepatient muß bei dem Verfahren seine Aufenthaltsdauer im Bett auf die Zeit begrenzen, die er glaubt, in den letzten Nächten wirklich geschlafen zu haben. Er darf aber wenigstens 41/2 Stunden schlafen. Tagesschlaf ist wiederum verboten. Zu Beginn des Verfahrens nehmen deshalb Müdigkeit und Schlafdruck zunächst deutlich zu. In Abhängigkeit von dem Index der Schlafeffizienz (genaue Schlafzeit/Bettzeit 100 %) der vergangenen Woche wird die Bettzeit entweder um 15 Minuten verlängert (wenn die Schlafeffizienz > 85% ist) oder verkürzt (wenn die Schlafeffizienz < 85% ist). Wenn der Patient über mehrere Nächte in der

Woche zumindest 85% seiner im Bett verbrachten Zeit schläft, darf er 15 Minuten länger im Bett verbleiben. In dieser Weise wird so lange verfahren, bis die individuell richtige Schlafzeit erreicht ist.

Bei dem Therapieverfahren der kognitiven Fokussierung konzentriert sich der Schlafgestörte während des nächtlichen Wachliegens auf angenehme und beruhigende Gedankenbilder. Darüber werden angstbesetzte Vorstellungen verdrängt. Die kognitive Fokussierung wird häufig bereits unbewußt von dem Patienten in abgewandelter Form i.S. einer „Wachträumerei" eingesetzt. Mit dem Gedankenstopp werden nächtliches Grübeln und Gedankenkreisen durchbrochen. Die bewußte Selbstanweisung, nicht mehr zu grübeln, unterbricht das Gedankenkreisen und bringt es unter subjektive Kontrolle.

Mit der *paradoxen Intention*, dem Verordnen von „Wachbleiben", wird durch das Abbauen von angestrengten Einschlafversuchen ein natürliches Einschlafen des Insomniepatienten erreicht. Die Wirksamkeit dieses Verfahrens ist auf den ersten Blick nicht offensichtlich. Jedoch gelingt es einigen Patienten bei der konsequenten Durchführung des Verfahrens, ihre Ängste vor schlaflosen Nächten und ihr angespanntes Suchen des Schlafes zu verlassen. Es gelten die nachfolgenden Anweisungen:

- Nehmen Sie eine bequeme Liegeposition im Bett ein und schalten Sie das Licht aus.
- Versuchen Sie, die Augen offen zu halten. Fallen die Augen zu, sagen Sie sich, es wäre gut, sie noch eine Weile offen zu halten.
- Beglückwünschen Sie sich, wenn es Ihnen mit der Zeit gelingt, wach zu bleiben. Verdeutlichen Sie sich, daß das ruhige, entspannte Liegen im Bett für Sie gut ist, auch wenn Sie nicht schlafen.
- Falls Sie während des Wachseins ärgerlich oder besorgt werden, denken Sie: „Es geht mir gut, wenn ich den Plan verfolge, wach zu bleiben."
- Versuchen Sie, wach zu bleiben, solange Sie können.
- Benutzen Sie keine aktiven Methoden wie Fernsehen, Lesen oder Bewegungen, um wach zu bleiben.

Merke:
Verhaltenstherapeutische Techniken sind wirksame Therapieverfahren in der Behandlung der Schlaflosigkeit. Sie wirken auf das Symptom Schlafstörung und auf Begleitumstände,

welche die Schlafstörung unterhalten, z.T. auch direkt auf die Ursache. Je nach Vorbildung des Patienten und Erfahrung des Therapeuten können unterschiedliche Verfahren zur Anwendung kommen. Sie sind in ihrer Wirksamkeit in etwa gleichwertig, die Wirksamkeit hängt von der konsequenten Durchführung ab.

3.10 Welche Entspannungsverfahren helfen mir in der Behandlung meiner Schlaflosigkeit?

Entspannungstherapien vermindern innere Anspannung und Angst, verringern die natürliche, physiologische Erregungsbereitschaft und die Störanfälligkeit für innere und äußere Reize. Eine Vielzahl von Einrichtungen wie Krankenkassen und Fortbildungsinstitute bieten kostengünstig das Erlernen unterschiedlicher Entspannungstherapien an. Bevor die ausgewählte Methode unter Anleitung eines Fachmannes gründlich erlernt wird, sollte eine sorgfältige Überprüfung der Indikation erfolgt sein. Nicht alle Patienten mit Schlaflosigkeit sind psychisch oder physisch angespannt. Patienten, die nicht einschlafen können, obwohl sie sich in einem entspannten Zustand befinden, müssen bei Anwendung von Entspannungsverfahren mit einer Verschlechterung ihrer Schlafbeschwerden rechnen. Die größte Therapiewirksamkeit ist bei ausgeprägt muskulär angespannten Patienten mit Einschlafstörungen zu finden. Der therapeutische Erfolg ist von dem vollendeten Beherrschen der Technik abhängig und erfordert viel Übung. Im allgemeinen muß der Patient zwei bis drei Kurse in Folge belegen, um die Technik ausreichend zu beherrschen. Entspannungsverfahren haben keine unmittelbar schlafanstoßende Wirkung, sondern sind indirekt über eine Beruhigung des Körpers und des Geistes schlaffördernd.

Die *progressive Muskelentspannung nach Jacobson* ist ein systematisches Anspannen und nachfolgendes Lockern einzelner Muskelgruppen. Die sich daraus entwickelnde muskuläre Entspannung ist zusammen mit der verbesserten Eigenwahrnehmung von Anspannung und Entspannung therapeutisch wirksam. Diese Technik hat sich als sehr erfolgreich bei Schlafgestörten erwiesen. Sie ist zudem leicht erlernbar und wird deshalb gern von Schlafgestörten angewendet.

Unter *autogenem Training* wird eine konzentrative Selbstentspannung verstanden. Es ist eine komplexe Technik, wobei die Aufmerksamkeit des Patienten auf unterschiedliche Gebiete seines Körpers gerichtet und mit Selbstsuggestionen von Schwere-, Wärme- oder Ruhegefühlen verbunden wird. Das autogene Training kann nur übend erlernt werden über das wiederholte spielerische Einstimmen auf bestimmte Vorstellungen. Der Übende stützt sich dabei auf kurze eindringliche Formeln, welche helfen sollen, die Vorstellung zu vergegenwärtigen oder festzuhalten.

Die Methode des *Biofeedback* ist als eine Variante des autogenen Trainings zu verstehen. Sie eignet sich für Patienten, welche ihre eigene Anspannung nicht mehr wahrnehmen oder immer aufgeregter werden, je mehr sie versuchen, sich zu entspannen. Die Kontrolle der vegetativen Funktionen, z.B. der muskulären Anspannung, wird durch Umwandeln der kaum oder schwer wahrnehmbaren biologischen Vorgänge in optische oder akustische Signale erleichtert. Der Patient orientiert sich an dem akustischen Signal und bekommt so seine Muskelanspannung vermittelt. Diese Therapieform ist bei Insomniepatienten ähnlich gut wirksam wie die progressive Muskelentspannung oder autogenes Training.

Mit *Yoga* oder *Meditation* soll Entspannung vermittelt und die Einstellung gegenüber Körper, Seele und Krankheitsbeschwerden verändert werden. Wissenschaftlich kontrollierte Untersuchungen für den Einsatz in der Behandlung von Insomnien liegen kaum vor.

Merke:
Entspannungsverfahren wirken indirekt über eine Beruhigung des Körpers und des Geistes schlaffördernd. Die Indikation sollte sorgfältig von einem Fachmann gestellt werden, da nicht alle Patienten mit Schlaflosigkeit aus der Behandlung Nutzen ziehen. Der größte Therapieerfolg ist bei muskulär stark angespannten Patienten und bei Einschlafgestörten zu finden. Allgemein gilt, daß der therapeutische Erfolg von dem Beherrschen der Technik abhängig ist und viel Übung erfordert.

3.11 Unter welchen Voraussetzungen darf ich Schlafmittel einnehmen?

Der Schlafgestörte sollte zunächst versuchen, ohne Schlafmittel auszukommen, und nichtmedikamentöse Behandlungsverfahren bevorzugen. Bevor ein Schlafmittel eingesetzt wird, sollten gewisse Voraussetzungen erfüllt sein:

- Die Diagnostik bezüglich organischer und psychiatrischer Grunderkrankungen sollte durch den behandelnden Arzt abgeschlossen sein.
- Eine klare Indikation zur Schlafmitteleinnahme muß bestehen und vom behandelnden Arzt gestellt werden.
- Schlafgestörte mit einer Abhängigkeitsvorgeschichte oder erhöhtem Nebenwirkungsrisiko sollten von einer Schlafmitteleinnahme ausgeschlossen werden.
- Schlafmittel sollten nicht ohne Wissen des Arztes in Eigenregie eingenommen werden.
- Vor Therapiebeginn gilt es, mit dem Arzt einen Gesamtbehandlungsplan zu erstellen und die Schlafmitteltherapie in eine ursachenorientierte und nichtpharmakologische Therapie einzubinden.
- Ein genauer Medikamentenplan mit Dosierungsangaben, Einnahmemodus und voraussichtlicher Behandlungsdauer wird vor Behandlungsbeginn erstellt. Er soll die Gefahr unkontrollierter Selbstmedikation mit daraus entstehenden Gefahren für den Patienten verringern.
- Ein therapeutischer Erfolg durch Schlafmittel ist kurzfristig nicht immer zu erreichen und hält auch nicht immer beliebig lange an. Deshalb muß ein Vertrauensverhältnis zwischen Patient und behandelndem Arzt bestehen, um auch kritische Phasen der Therapie gemeinsam durchstehen zu können.

Merke:
Schlafmittel dürfen nur bei behandlungsbedürftigen Schlafstörungen nach Empfehlung des Arztes eingenommen werden. Bitte keine Einnahme in Eigenregie ohne ärztliche Abklärung der Schlafbeschwerden!

3.12 Welche Schlafmittel haben welche Vor- und Nachteile?

Schlafmittel, sog. Hypnotika, können in der Behandlung von Insomnien sehr hilfreich sein, sie bergen aber auch Nachteile, worüber sie für den Schlafgestörten gefährlich werden können. Daher ist es

wichtig, die Voraussetzungen für eine Schlafmitteleinnahme zu beachten und die wesentlichen Vor- und Nachteile ihrer Verschreibung zu kennen.
Vorteile: Schlafmittel bieten einen sicheren Wirkungseintritt mit sofortiger Verringerung der Schlafbeschwerden und auch dann eine gute Wirksamkeit, wenn nichtpharmakologische Verfahren versagt haben. Sie verringern darüber hinaus sekundäre Komponenten (z.B. Angst, Unruhe), welche in einem sich selbst unterhaltenden Teufelskreis die Schlafstörung weiter verstärken können.
Nachteile: Die Nachteile einer Schlafmitteltherapie sind in den Nebenwirkungen, vor allem in der Gefahr von Mißbrauch, Abhängigkeit und Sucht zu sehen. Die Einnahme von Schlafmitteln kann darüber hinaus die Ursache einer Insomnie verschleiern, so daß körperlich begründbare Schlafstörungen nicht erkannt werden. Zudem führen anfängliche Therapieerfolge nicht selten zur Vernachlässigung einer ursächlichen Therapie, eine passiv-rezeptive (untätig-aufnehmende) Haltung des schlafgestörten Patienten wird gefördert und verhaltenstherapeutisch orientierte Ansätze erschwert.

Das ideale Schlafmittel mit einem raschen Wirkeintritt, einem sowohl subjektiv als auch objektiv verbesserten Schlaf ohne Beeinträchtigung des natürlichen Schlafmusters und der Tagesbefindlichkeit, ohne Begleitwirkungen und ohne nachlassende Wirksamkeit gibt es nicht. Für die *Auswahl des geeigneten Schlafmittels* müssen die Eigenschaften des Schlafmittels (z.B. Wirkstärke, Wirkdauer, Kontraindikationen, Sucht- und Vergiftungsgefahr), die Besonderheiten des Schlafgestörten (z.B. Vorerkrankungen, Alter) und die Symptomatik seiner Schlafstörungen (z.B. Einschlafstörungen, Durchschlafstörungen, Früherwachen, Angst, Unruhe) beachtet werden.

Benzodiazepinhypnotika (z.B. Lormetazepam, Temazepam, Triazolam, Flunitrazepam) sowie die *neuen Nichtbenzodiazepine vom Typ der Cyclopyrrolone (Zopiclon) und Imidazopyridine (Zolpidem)* gehören zur Familie der Benzodiazepinrezeptoragonisten. Sie verfügen über eine gute hypnotische Potenz, sie verkürzen die Einschlafzeit und sie induzieren stabilen Schlaf, wobei sie aber die physiologische Grundstruktur des Schlafes im Sinne einer Tiefschlafunterdrückung verändern. Dies ist weniger ausgeprägt bei den neuen Nichtbenzodiazepinen. Benzodiazepine gehören zu den am besten klinisch und wissenschaftlich untersuchten Psychopharmaka. Bezüglich der Benzodiazepine besteht ein jahrelanger Erfahrungsschatz hinsichtlich des Wirkungs-Nebenwirkungs-Profils und ein großes Spektrum unterschiedlicher Präparate mit kurzer, mittellanger und langer Wirkdauer ist erhältlich. Benzodiazepine und die neuen Nichtbenzodiazepine haben eine relativ große therapeutische Sicherheit im empfohlenen Dosisbereich (sog. „therapeutische Breite"), so daß die Gefahr einer Vergiftung mit Todesfolge bei fehlerhafter Einnahme nur bei sehr großen Mengen besteht. Die hypnotische Wirkung von Benzodiazepinen im Anwendungsbereich weniger Wochen wurde in vielen Untersuchungen gesichert. Es liegen allerdings wenig wissenschaftlich gesicherte Daten für eine Wirksamkeit in einer mehrmonatigen Behandlung vor. Die neuen Nichtbenzodiazepinhypnotika zeigten bisher hinsichtlich ihres Wirkungserhaltes und einer Abhängigkeitsentwicklung ein sehr günstiges Profil. In den letzten Jahren wurden allerdings vereinzelt Abhängigkeitsfälle berichtet. Daher gelten für sie bei der Anwendung die gleichen Anforderungen wie bei Benzodiazepinen. Zu den Nachteilen der Benzodiazepinmedikation sind neben dem Abhängigkeitspotential die Muskelerschlaffung mit Störung im geordneten Ablauf und in der Koordination von Muskelbewegungen (Ataxie) und der Gefahr nächtlicher Stürze, eine Atemunterdrückung v.a. bei Schlafapnoen und Asthma bronchiale, paradoxe Reaktionen v.a. bei älteren Patienten und Kindern mit Antriebssteigerung und Erregungszuständen, Reboundphänomene mit Wiederauftreten von Insomnie und Angst, Gedächtnisstörungen sowie Medikamentenwechselwirkungen zu rechnen.

Sedierende Antidepressiva (z.B. Trimipramin, Doxepin, Amitriptylin, Mianserin) und niederpotente Neuroleptika (z.B. Pipamperon, Melperon, Levomepromazin) können eine den Benzodiazepinen ähnlich gute schlafanstoßende Wirkung haben, zeigen jedoch spezifische Nebenwirkungen. Sie müssen außerdem mitunter relativ hoch dosiert werden, was am nächsten Tag einen Überhang bedingen kann. Wegen ihres geringen Suchtpotentials bieten sie sich für eine pharmakologische Langzeittherapie an, kontrollierte Studien zu ihren Langzeiteffekten bei Schlafgestörten liegen aber nicht vor, so daß die Frage nach einer hypnotischen Langzeitwirkung offen bleibt.

Antidepressiva haben kein körperliches Abhängigkeitspotential und verursachen nur vorübergehend Absetzprobleme. Ihre antidepressive Wirkung ist bei depressiv bedingten bzw. bei depressiv gefärbten Schlafstörungen erwünscht. Für chronische Insomnien ist eine Erhöhung der gestörten Sekretion von Melatonin unter trizyklischen Antidepressiva bekannt, einem

Hormon, das intakte Schlaf-Wach-Rhythmusfunktionen anzeigt. Antidepressiva beeinflussen jedoch – bis auf wenige Ausnahmen (z.B. Trimipramin) – die physiologische Grundstruktur des Schlafes. Eine Tiefschlafunterdrückung liegt nicht vor, dagegen wird der REM-Schlaf unterdrückt.
Die Vorteile von Neuroleptika sind in dem fehlenden Abhängigkeitspotential, der fehlenden oder geringen REM-Schlafunterdrückung, der im Vergleich zu Antidepressiva geringen herzschädigenden Wirkung (Kardiotoxizität) sowie der Wirkung bei Schlafstörungen durch schwere psychische Erkrankungen wie Psychosen (Schizophrenie, Manie) zu sehen.
Antidepressiva und Neuroleptika zeigen ein kritisches Verhältnis von schlaffördernder Wirksamkeit zu unerwünschten Nebenwirkungen, was bei ihrem Langzeiteinsatz berücksichtigt werden sollte. Zu den Nachteilen einer Antidepressivabehandlung gehören, neben einer relativ hohen Gefahr durch Vergiftung (Toxizität), durch die Blockade von chemischen Bindungsstellen (den Azetylcholinrezeptoren) im zentralen Nervensystem entstehende (anticholinerge) Begleiterscheinungen (z.B. Blasenentleerungsstörungen, Mundtrockenheit, Verstopfung, Akkommodationsstörungen der Augen, die Gefahr einer Augeninnendruckerhöhung), auch kardiale Nebenwirkungen (Störungen der Erregungsleitung im Herzen). Der Einsatz bei älteren Patienten mit Herzkreislauferkrankungen, Prostatavergrößerung oder Erhöhung des Augeninnendruckes kann dadurch gefährlich für den Patienten werden. Bei der Nutzung der schlafinduzierenden Wirkung von Neuroleptika sollte das Risiko von Bewegungsstörungen (sog. Frühdyskinesien, Parkinson-Syndrom, Akathisie und Spätdyskinesien) sowie blutdrucksenkender und Effekte auf das blutbildende System bedacht werden. Frühdyskinesien sind z.B. krampfartiges Herausstrecken der Zunge, Blickkrämpfe, vermehrte ungesteuerte Bewegungen der Gesichtsmuskulatur oder abnorme Bewegungsabläufe in der Muskulatur des Halses und der oberen Extremitäten. Akathisie bedeutet Sitzunruhe/Bewegungsunruhe. Als Spätdyskinesien betrachtet man nach längerer Anwendung von Neuroleptika verzögert auftretende abnorme, unwillkürliche, oft stereotype Bewegungen im Bereich der Zungen-, Mund- und Gesichtsmuskulatur. Wegen ihrer geringeren anticholinergen Wirkung sind niederpotente Neuroleptika vom Butyrophenon-Typ (z. B. Pipamperon, Melperon) bei älteren Patienten vorzuziehen.

- *Alkoholderivate (z.B. Chloralhydrat) und Antihistaminika (z.B. Diphenhydramin, Hydroxyzin, Doxylamin)* haben eine geringere schlaffördernde Wirkung als die o.g. Substanzen. Sie verbessern nur kurzfristig die subjektive Schlafqualität und bieten sich für auf 1 bis 2 Wochen befristete Behandlungskonzepte an. Neben dem schnellen Wirkungsverlust sind die Alkoholderivate durch eine geringe therapeutische Breite (s. S. 61), die Antihistaminika durch anticholinerge Nebenwirkungen gekennzeichnet.

- *Clomethiazol* hat eine sehr gute schlafanstoßende Potenz mit schnellem Wirkungseintritt und kurzer Wirkdauer. Wegen eines starken Abhängigkeitspotentials ist es für eine längere Behandlung ungeeignet, Unterdrückung der Atemaktivität (Atemdepression) und vermehrte Sekretabsonderung z.B. der Augentränen (Hypersekretion) schränken zusätzlich die Anwendung ein.

- *Pflanzliche Schlafmittel* sind vergleichsweise am wenigsten und nur gering schlafanstoßend wirksam, einzig für Baldrian konnte eine Wirksamkeit auch in klinischen Studien belegt werden, für alle anderen pflanzlichen Hypnotika steht der Wirkungsnachweis noch aus. Dafür zeichnen sie sich durch eine freie Verfügbarkeit und eine nahezu fehlende Toxizität ohne Abhängigkeitspotential aus. Selbst harmlos erscheinende pflanzliche Schlafmittel können aber über die häufige alkoholische Zubereitung Schaden anrichten.

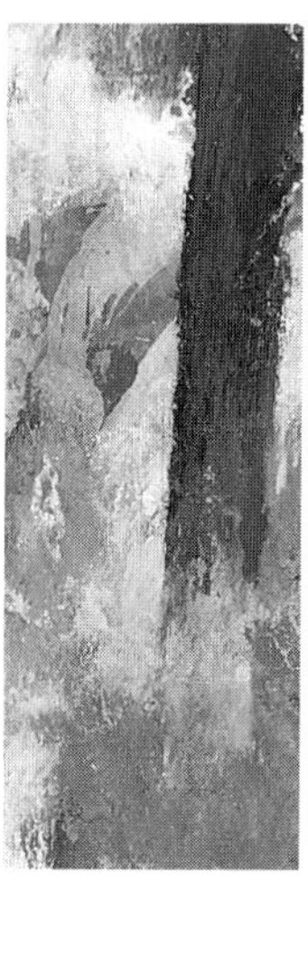

Merke:

Eine Vielzahl von Schlafmitteln stehen für die Behandlung von Schlafstörungen zur Verfügung. Sie unterscheiden sich in ihrer chemischen Struktur und damit in Wirkung und unerwünschten Begleiterscheinungen. Die Auswahl des geeigneten Schlafmittels hängt von den Besonderheiten des Patienten (Vorerkrankungen, Alter), dem Beschwerdebild seiner Schlafstörungen (Einschlafstörungen, Durchschlafstörungen, Früherwachen, Angst, Unruhe) und den Eigenschaften des Schlafmittels (Wirkstärke, Wirkdauer, Ausschlußkriterien, Sucht, Vergiftungsgefahr) ab. Die Auswahl geschieht durch den behandelnden Arzt. Ein ideales Schlafmittel gibt es nicht. Selbst harmlos erscheinende pflanzliche Schlafmittel können über die häufige alkoholische Zubereitung Schaden anrichten.

3.13 Wie nehme ich Schlafmittel ein?

Schlafmittel sollen nicht unkontrolliert verschrieben und eingenommen werden. Die Gefahr einer Abhängigkeitsentwicklung und anderer Nebenwirkungen erfordert einen strukturierten Umgang mit dem Schlafmittel. *Das Präparat, die Dosis, die Uhrzeit der Einnahme und die Therapiedauer sollen von dem behandelnden Arzt bestimmt werden.* Es ist darauf zu achten, daß dem Patienten vom Arzt keine unbestimmten Angaben zur Dosis gemacht werden, wie: „Nehmen Sie 1 oder 2 Tabletten". Dosisanpassungen werden ebenfalls nur vom Arzt vorgenommen. Die tägliche Einnahme von Schlafmitteln sollte eine Zeitspanne von 2, höchstens 4 Wochen nicht überschreiten. Vor allem bei Benzodiazepin-Schlafmitteln und neuen Nichtbenzodiazepinen besteht bei längerer Einnahme die Gefahr einer Abhängigkeitsentwicklung. Oft läßt dann auch die Wirkung nach, es werden mehr und mehr Tabletten zum Wirkungserhalt notwendig, und der schlafgestörte Patient rutscht, ohne es zu merken, in eine Tablettensucht. Wenn Schlafmittel über eine längere Zeit eingenommen wurden, sollten sie nur unter ärztlicher Aufsicht langsam ausschleichend abgesetzt werden, um eine Entzugssymptomatik und eine Absetz-Schlaflosigkeit (Reboundinsomnie) zu verhindern. Im allgemeinen benötigt man 1/10 der Zeit, die der Patient sein Schlafmittel eingenommen hat, um es problemlos abzusetzen. Bereits zu Therapiebeginn sollte anstelle einer täglichen Einnahme der Versuch einer Intervallbehandlung erwogen werden, z.B. mit einer Einnahme bei abendlicher Unruhe oder vor am nächsten Tag bevorstehenden Anstrengungen. Um der Gefahr einer Abhängigkeitsentwicklung zu begegnen, wurden verschiedene Einnahmekonzepte entwickelt, welche auf jahrelanger klinischer Erfahrung mit chronisch Schlafgestörten beruhen:

- *Quotengeregelte Bedarfstherapie.* Bei absehbar vorübergehenden Insomnien und zwischenzeitlich auftretenden Schlafstörungen wird dem Patienten die bedarfsgerechte Steuerung seiner Medikamente selbst überlassen. Durch Verschreibung begrenzter („Quote") und kleiner Packungsgrößen (10 Tabletten für 3 Wochen) soll bei guter Arzt-Patienten-Beziehung der Medikamentenverbrauch niedrig gehalten werden. Die quotengeregelte Bedarfstherapie kann dabei i.S. eines verhaltenstherapeutischen Konzeptes angewendet werden, wofür ein Schlafprotokoll und ein Tagebuch wichtige Hilfsmittel darstellen. Der Patient notiert neben abgelaufenen und anstehenden Ereignissen, welche Einfluß auf den Schlaf haben könnten, die Qualität seines

Schlafes sowie Art und Dosis des eingenommenen Medikamentes. Dadurch soll dem Schlafgestörten der Zusammenhang zwischen belastenden Tagesereignissen und seiner Schlafqualität verdeutlicht werden mit dem Ziel einer entsprechenden Verhaltensänderung und einem verantwortungsvollen Umgang mit dem Medikament.

- *Standardintervalltherapie.* Bei der Standardintervalltherapie wird eine regelmäßige tägliche Einnahme von Schlafmitteln mit Abhängigkeitspotential auf 4 Wochen beschränkt. Dann wird das Schlafmittel über wenige Tage ausgeschlichen und erst im Bedarfsfall, nach einer einnahmefreien Zeit von 2-4 Wochen mit intensiver nichtmedikamentöser Therapie, wieder für 2-4 Wochen angesetzt. Nötigenfalls werden mehrere Behandlungszyklen durchlaufen.
- *Die kontrollierte Bedarfsintervalltherapie* kombiniert die Vorteile einer zeitweilig aussetzenden Gabe von Schlafmitteln mit einer am Bedarf orientierten Anwendung der Einzeldosen nach Ermessen des Patienten. Vor Beginn der Woche legt der Schlafgestörte in einem Schlaftagebuch vorausschauend maximal 3 Einnahmetage fest, an denen er Schlafmittel einnehmen darf, aber nicht muß. Einer Abhängigkeitsentwicklung ist so gut vorzubeugen. Die Einnahme wird gezielt auf solche Nächte gelegt, denen Tage mit besonderen Anforderungen für den Patienten folgen. Das Verfahren muß eingeübt werden, weswegen zunächst häufige Arztkontakte notwendig sind. Die Therapieform soll vermeiden, das Gefühl eines schlechten Schlafes mit der Einnahme von Tabletten zu verbinden. Die Tabletteneinnahme sichert hingegen die Leistungsfähigkeit an solchen Tagen, die für den Patienten besonders wichtig sind.
- *Niedrigdosierte Kombinationstherapie.* Die Kombination zweier Schlafmittel kann bei chronischen Insomnien sinnvoll werden, wenn das verwendete Schlafmittel trotz täglicher Einnahme nicht ausreichend wirksam war. Klinisch bewährt haben sich die Kombination niedriger Dosen sedierender Antidepressiva oder niederpotenter Neuroleptika mit Benzodiazepinrezeptoragonisten (Benzodiazepine, Cyclopyrrolone, Imidazopyridine). Chronisch schlafgestörte Patienten mit abendlichen Spannungsgefühlen und Ängsten nehmen 1-2 Stunden vor dem Schlafengehen niedrige Dosen sedierender Antidepressiva oder schwachpotenter Neuroleptika ein, gefolgt von der Einnahme eines kurz- oder mittellang wirksamen Hypnotikums kurz vor dem Zubettgehen. Dadurch kann die hypnotisch notwendige Dosis der klassischen Schlafmittel reduziert werden.

Mit der *„5-K-Regel"* werden die *wesentlichen Behandlungsgrundsätze zur Schlafmitteleinnahme wiedergegeben:*

- *Klare Indikationsstellung,*
- *Kontraindikationen beachten,*
- *kleinste wirksame Dosis,*
- *kurze Anwendungsdauer,*
- *kein abruptes Absetzen.*

Merke:
Schlafmittel sollen nur bei behandlungsbedürftigen Schlafstörungen eingenommen werden. Die Indikation zur Einnahme von Hypnotika wird von dem Arzt gestellt. Der Arzt bestimmt das Präparat, die Dosis, den Einnahmezeitpunkt und die Therapiedauer. Bereits zu Beginn einer Therapie sollte der Versuch einer Intervallbehandlung unternommen werden, z.B. mit einer Einnahme nur bei abendlicher Unruhe oder bei Nächten vor besonders wichtigen Tagesereignissen. Schlafmittel sollen weggelassen werden, wenn sie nicht mehr notwendig sind. Dosisanpassungen in der Therapie erfolgen nur durch den Arzt bzw. nach Rücksprache mit dem Arzt. Schlafmittel vom Typ der Benzodiazepinrezeptoragonisten sollen bei täglicher Anwendung nicht länger als 2 bis 4 Wochen eingenommen werden. Sie sollten immer ausschleichend abgesetzt werden, wobei die Dauer des Ausschleichens von der Dosis und der Einnahmedauer abhängig ist. Schlafmittel dürfen nicht getauscht oder an Bekannte weitergegeben werden. Während der Einnahme von Schlafmitteln ist unbedingt auf Alkoholkonsum zu verzichten.

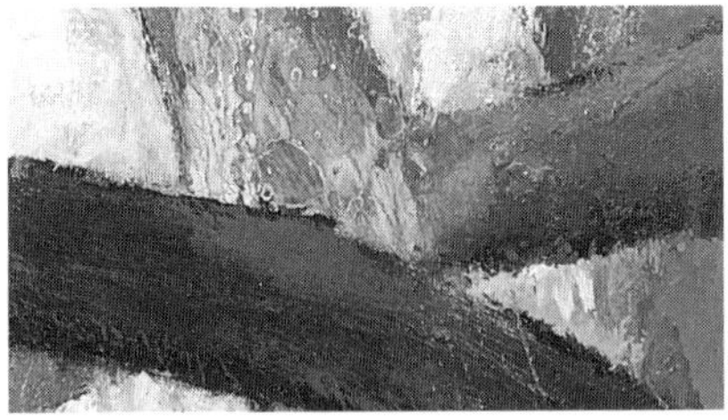

4.1 Was unterscheidet Tagesschläfrigkeit und krankhafte Müdigkeit?

Tagesschläfrigkeit ist der unwillkürliche Drang zu schlafen, ohne es zu wollen. Die Tagesschläfrigkeit ist das Leitsymptom einer Hypersomnie. Die pathologische Müdigkeit ist der Wunsch zu schlafen, ohne es zu können. Sie ist das Kennzeichen einer Insomnie, d.h. die Folge von Schlaflosigkeit (s. a. Kap. 3). Weitere wesentliche Merkmale einer Insomnie sind Ein- und Durchschlafschwierigkeiten, wohingegen die Hypersomnie durch einen eher verlängerten Schlaf und/oder unwillkürliche Einschlafattacken am Tage gekennzeichnet ist (s. a. Kap. 2.1).

4.2 Wann ist Tagesschläfrigkeit eine Krankheit?

Eine übermäßige Schläfrigkeit während des Tages, Tagesschlafattacken, welche nicht durch eine ungenügende Schlafdauer während der Nacht zu erklären sind, oder verlängerte Übergangszeiten vom Aufwachen bis zur vollständigen Wachheit i.S. einer Schlaftrunkenheit gelten als die Hauptbeschwerden einer Hypersomnie. Wenn diese Beeinträchtigungen zumindest einen Monat lang bestehen und nahezu täglich oder episodisch über eine längere Zeit auftreten, können sie als Krankheit „Hypersomnie" diagnostiziert werden. Von der Weltgesundheitsorganisation wurden *folgende Kriterien für die Diagnosestellung einer Hypersomnie festgelegt:*

- Übermäßige Schlafneigung oder Schlafanfälle während des Tages, die nicht durch eine unzureichende Schlafdauer erklärbar sind.
- Diese Schlafstörung tritt täglich länger als 1 Monat oder in wiederkehrenden Perioden kürzerer Dauer auf und verursacht deutliche Erschöpfung oder eine Beeinträchtigung der sozialen oder beruflichen Leistungsfähigkeit.

Merke:
Wenn ausgeprägte Tagesschläfrigkeit, Tagesschlafattacken oder Schlaftrunkenheit bei morgendlichem Erwachen mindestens einen Monat lang beinahe täglich oder episodisch über einen längeren Zeitraum bestehen, ist von einer Krankheit mit vermehrtem Schlaf, einer Hypersomnie, auszugehen.

4.3 Wie gefährlich ist Tagesschläfrigkeit? Muß ich mit Tageschlärigkeit sofort zum Arzt?

Eine ausgeprägte Tagesschläfrigkeit stellt ein ernst zu nehmendes Problem dar, welches umgehend von einem Arzt, am besten einen Spezialisten für Schlafmedizin, abgeklärt werden sollte (s. a. Kap. 2.2 und 3.5). Viele Betroffene schlafen unter monotonen, reizarmen Bedingungen ein, ohne es zu wollen. Daraus können sich lebensgefährliche Situationen entwickeln, wenn der Betreffende gerade an einer Maschine arbeitet oder ein Fahrzeug steuert. So zeigen besonders Patienten mit Störungen ihrer Atmungsregulation im Schlaf (Schlafapnoepatienten, s. Kap. 4.5) eine unwillkürliche Einschlafneigung am Tage und sind deutlich vermehrt in Autounfälle verwickelt. Zudem haben Hypersomnien häufiger als Insomnien eine organische Ursache, wie z.B. das eben erwähnte Schlafapnoesyndrom. Diese körperlichen Grunderkrankungen müssen suffizient behandelt werden, weil sich ansonsten gefährliche Folgeerkrankungen einstellen. Die nächtliche Ausschüttung von Streßhormonen bei Patienten mit Schlafapnoesyndrom kann zu systemischem Bluthochdruck, eine Engstellung der Lungengefäße zu einem Hochdruck im Lungenkreislauf führen. Die ungenügende Versorgung des Herzmuskels mit Sauerstoff begünstigt die Entwicklung von Herzrhythmusstörungen und das Risiko, einen Herzinfarkt zu erleiden. Weiterhin führen Veränderungen in den Fließeigenschaften des Blutes in Verbindung mit morphologischen und funktionellen Veränderungen der Hirngefäße zu einer gestörten Hirndurchblutung mit einem deutlich erhöhten Risiko für ischämische Hirninfarkte. Zusammengefaßt besteht bei unbehandelten Personen mit dieser Erkrankung eine deutlich erhöhte Mortalität, also eine erhöhte Wahrscheinlichkeit zu sterben.

Merke:
Hypersomnische Beschwerden stellen ein ernst zu nehmendes Problem dar. Sie sollten umgehend von einem Arzt, einem Spezialisten für Schlafmedizin, abgeklärt werden. Eine erhöhte Tagesschläfrigkeit kann zu lebensgefährlichen Situationen führen. Häufig liegt eine organische Ursache vor, welche bei Nichtbehandlung gefährliche Folgeschäden nach sich zieht.

4.4 Welche Ursachen führen zu Tagesschläfrigkeit?

Die häufigsten Erkrankungen, welche mit einer Hypersomnie einhergehen, sind das *Schlafapnoesyndrom*, die *Narkolepsie*, die *idiopathische ZNS-Hypersomnie*, *psychiatrische Störungen* (v.a. Depression), das *Syndrom der periodischen Beinbewegungen im Schlaf* sowie *medikamentös-toxisch bedingte Hypersomnien.*

4.5 Wie werden die 5 häufigsten Ursachen der Tagesschläfrigkeit behandelt?

1. ***Schlafapnoesyndrom*** (s. a. Kap. 3.6). Das Schlafapnoesyndrom ist durch das Auftreten schlafgebundener nächtlicher Atemstillstände (Apnoen) oder von Verminderungen des Atemflusses um 50% (Hypopnoen) gekennzeichnet. Ursächlich wird neben einer schlafbedingten Muskelerschlaffung offenbar krankhaft veränderter Wandstrukturen der zuführenden Luftwege (Naso-/Oropharynx) eine Verminderung des Atemantriebes gesehen. Die Apnoen bzw. Hypopnoen können von definitionsgemäß zumindest 10 Sekunden bis 3 Minuten dauern und bewirken eine Abnahme der arteriellen Sauerstoffsättigung des Blutes. Am Ende einer Apnoe/Hypopnoe liegt eine zentralnervöse Aktivierungsreaktion (Arousal), welche zu einem Erwachen oder Teilerwachen führt. Dieser Aufwachvorgang ist häufig so kurz, daß der Betreffende selbst ihn gar nicht bemerkt. Er kann sich aber über die Nacht mehrere hundert Male wiederholen und so die Schlafkontinuität stören, wodurch es zu einer Verringerung der Tiefschlafphasen und des REM-Schlafes zugunsten einer Zunahme des leichteren Schlafes kommt (Abb. 11). Trotz ausreichender Schlafdauer wird der Schlaf subjektiv als nicht erholsam erlebt, die Betroffenen fühlen sich morgens nicht erfrischt, sondern abgeschlagen, klagen über Mundtrockenheit und diffuse, dumpfe Kopfschmerzen. Zu den Leitsymptomen des Schlafapnoesyndromes gehören neben der Beobachtung nächtlicher Atempausen durch den Bettpartner lautes, unregelmäßiges Schnarchen und eine erhöhte Tagesschläfrigkeit mit zum Teil ungewolltem Einschlafen am Tage. Weiterhin bestehen unspezifische Symptome wie Konzentrationsstörungen, Abnahme der Leistungsfähigkeit, Libido- und Potenzstörungen sowie bei längerem

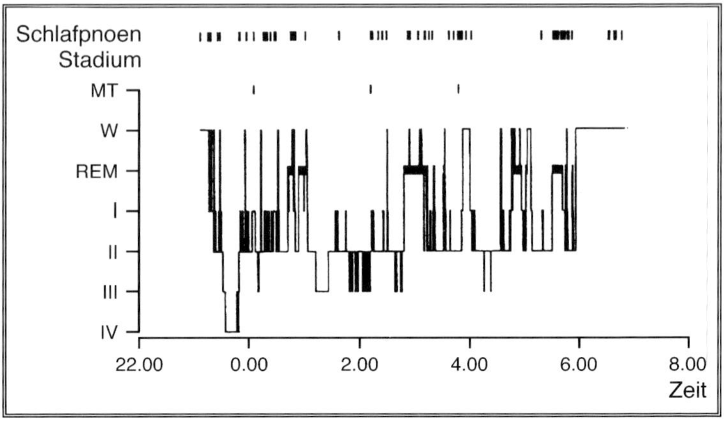

Abb. 11: Schlafprofil eines Patienten mit einem Schlafapnoesyndrom mit Verminderung des Tiefschlafes, häufigem Stadienwechsel und Kurzerwachen. W = wach, MT = Movement time

unbehandeltem Verlauf schlafapnoebedingte Folgeerkrankungen wie arterieller und pulmonaler Bluthochdruck oder Herzrhythmustörungen. Die *Therapie* umfaßt je nach Schweregrad und krankheitsauslösenden Faktoren allgemeine Maßnahmen wie Gewichtsreduktion bei den zumeist deutlich übergewichtigen Patienten, Schlafverhaltensregeln (Alkohol- und Nikotinkarenz, Verzicht auf sedierende, atemdepressive Medikamente, Schlafen in Seiten- und 30°-Oberkörperhochlage durch das Einnähen von Tennisbällen in das Rückenteil des Schlafanzuges z.B., Etablierung eines geregelten Schlaf-Wach-Rhythmus), medikamentöse Behandlungsversuche mit retardierten Theophyllinpräparaten, Kieferprothesen, Operationen oder den Einsatz nächtlicher Beatmungssysteme („nCPAP-Therapie"). Schlafapnoespezifische Begleiterkrankungen müssen unbedingt behandelt bzw. ausgeschlossen werden. Die Behandlung ist so komplex, daß sie immer durch einen erfahrenen Arzt durchgeführt werden sollte.

2. *Narkolepsie.* Ein selteneres Krankheitsbild ist die Narkolepsie, welche im Volksmund als „Schlafsucht" bezeichnet wird. Die Ursache ist nicht genau bekannt, genetische Aspekte scheinen aber von Bedeutung zu sein. Eine Regulationsstörung des REM-Schlafes wird hypothetisch angenommen, welche i.S. ei-

ner unvollständigen Hemmung des REM-Schlafes (REM-Schlaf-desinhibition) zu einem Auftreten von an den REM-Schlaf gebundenen Merkmalen hinein in den Wachzustand führt. Die klinische Diagnose wird anhand unterschiedlicher Symptome gestellt. Zu den Merkmalen einer Narkolepsie gehören eine erhöhte Tagesschläfrigkeit mit imperativen, ungewollten Einschlafattacken (Hypersomnie), ein anfallsweiser Verlust des Muskeltonus v.a. bei Gefühlsregungen wie Ärger, Angst oder Freude (Kataplexie), welcher oft nur zu einer Erschlaffung der Gesichtsmuskulatur, mitunter aber auch zum Hinstürzen bei vollem Bewußtsein führt, Trugwahrnehmungen mit lebhaften Bildern und Vorstellungen in Einschlaf- und Aufwachsituationen (hypnagoge Halluzinationen), nächtliche, während des Einschlafens oder bei Aufwachvorgängen auftretende, bei vollem Bewußtsein erlebte, kurzdauernde Lähmungszustände (Schlafparalyse), automatische, z.T. unsinnige Verhaltensweisen im Zustand der Ermüdung sowie eine nächtliche Schlafstörung mit häufigem Erwachen.
Patienten mit Verdacht auf eine Narkolepsie sollten im Schlaflabor vorgestellt werden. Über verschiedene polysomnographische Untersuchungen, auch hinsichtlich einer erhöhten Tagesschläfrigkeit und die Durchführung einer speziellen Blutuntersuchung kann die Diagnose gesichert werden. Die *Behandlung* besteht in nichtmedikamentösen und medikamentösen Therapieverfahren. Übergewichtige Patienten sollten ihr Gewicht reduzieren und mehrere kleine Mahlzeiten über den Tag verteilt zu sich nehmen, um die Einschlafneigung zu vermindern.
Gleichzeitig sollte auf Alkohol und Nikotin verzichtet werden.
Durch schlafhygienische Maßnahmen mit der Einhaltung eines stabilen Schlaf-Wach-Rhythmus und regelmäßigen kurzen Tagschlafepisoden, z.B. Mittagsschlaf, evtl. zusätzlich am Vor- und Nachmittag eine weitere Ruhepause, kann die Tagesschläfrigkeit reduziert und imperatives Einschlafen verhindert werden.

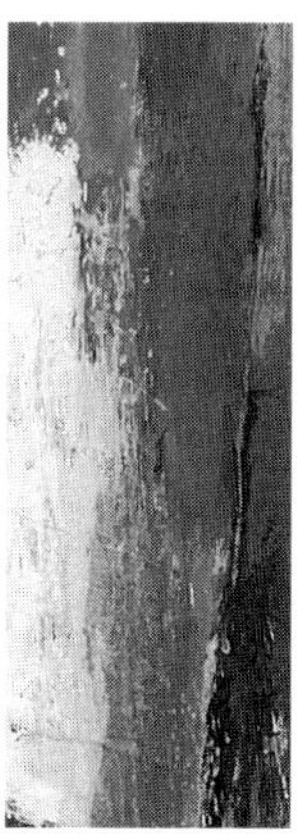

In Abhängigkeit von dem Beschwerdebild wird medikamentös versucht, die REM-Schlaf assoziierten Symptome (Kataplexie, hypnagoge Halluzinationen, Schlafparalyse) z.B. mit trizyklischen Antidepressiva oder Monoaminooxidase-Hemmern (z.B. Clomipramin, Tranylcypromin, Selegilin, Moclobemid) zu unterdrücken oder wachheitserhöhend (vigilanzsteigernd) mit

Nootropika, Appetitzüglern, Antiparkinsonmitteln, Betablockern oder dem Betäubungsmittelgesetz unterstehenden Stimulanzien (Fenetyllin, Methylphenidat, Metamphetamin) Tagesschläfrigkeit und imperative Einschlafattacken zu beeinflussen. Die Narkolepsiebehandlung ist Sache von Experten, wobei Neurologen und Schlafmediziner hierbei die größte Erfahrung haben.

3. ***Idiopathische ZNS-Hypersomnie.*** Bei der idiopathischen ZNS-Hypersomnie ist die Grundstruktur und die Periodik des Nachtschlafes ungestört, auffällig kann eine verkürzte Einschlafdauer und eine insgesamt verlängerte Schlafperiode sein. Am Tage besteht eine ausgeprägte Tagesschläfrigkeit, die zumeist durchgehend vorhanden ist ohne die imperativen Einschlafattacken der Narkolepsie. In monotonen Situationen können die Betroffenen nach einer längeren Zeit der Dösigkeit einschlafen, wobei die Schlafepisode – länger als bei der Narkolepsie – eine Stunde und mehr andauern kann und der Betreffende anschließend nicht in der gleichen Weise erfrischt aufwacht. Die für die Narkolepsie typischen frühen REM-Phasen kommen nicht vor. Das morgendliche Erwachen ist zumeist mit Schlaftrunkenheit bis hin zur Desorientiertheit verbunden. Die Ursachen dieser Schlafstörung sind bisher nicht bekannt („idiopathisch"), hypothetisch wird eine Störung der Schlaf-Wach-Regulation mit einem Übergewicht des Non-REM-Systems gegenüber aktivierenden Hirnarealen angenommen. Ähnlich der nichtmedikamentösen *Behandlung* der Narkolepsie werden zunächst schlafhygienische Maßnahmen wie Etablierung eines stabilen Schlaf-Wach-Rhythmus mit regelmäßigen Zubettgeh- und Aufstehzeiten angewandt. Ein Behandlungsversuch mit vigilanzsteigernden Stimulanzien kann ebenfalls unternommen werden, dabei kommen die gleichen Substanzgruppen wie zur Behandlung der Narkolepsie bedingten Tagesschläfrigkeit zur Anwendung.

4. ***Psychiatrische Störungen.*** Psychiatrische Störungen wie eine Depression, Schizophrenie, neurotische Entwicklungen oder Abhängigkeitserkrankungen führen zumeist zu insomnischen Beschwerden, mitunter werden aber auch hypersomnische Symptome wie übermäßige Schläfrigkeit am Tage oder ein verstärktes Schlafbedürfnis beklagt. So berichten 5 bis 10% an einer Depression erkrankten Patienten über hypersomnische Beschwerden. Nach differentialdiagnostischer Abklärung, ggf. in einem Schlaflabor, am besten vom Psychiater oder Nervenarzt, wird eine ursachenorientierte, die Grunderkrankung behandelnde *Therapie* eingeleitet. An Psychopharmaka bedingte Begleiterscheinungen sollte ebenfalls gedacht werden, mitunter reicht dann eine zeitliche Umstellung der verordneten Medikation aus oder es muß auf ein anderes Präparat ausgewichen werden.

5. ***Syndrom periodischer Beinbewegungen im Schlaf.*** Periodische Beinbewegungen können mit einer hypersomnischen Symptomatik einhergehen, zumeist verursachen sie allerdings Schlafstörungen i.S. der Insomnie. Ähnlich wie bei dem Schlafapnoesyndrom kann es jedoch auch zu kurzen, unbewußten Aufwachvorgängen kommen, welche den Schlafablauf fragmentieren, die Schlafkontinuität stören und über eine Verminderung des Tiefschlafanteils zu einer Tagesschläfrigkeit führen. Die *Behandlung* unterscheidet sich nicht von der insomnischen Form (s. a. Kap. 3.6).

Merke:
Das Schlafapnoesyndrom, die Narkolepsie, die idiopathische ZNS-Hypersomnie, psychiatrische Erkrankungen (Depression, Schizophrenie) sowie das Syndrom periodischer Beinbewegungen im Schlaf sind die häufigsten Krankheitsbilder, welche mit einer Hypersomnie einhergehen. Hypersomnische Beschwerden sollten immer von einem Fachmann für Schlafmedizin, ggf. in einem Schlaflabor, abgeklärt werden. Je nach Ursache der Erkrankung besteht die Behandlung in allgemeinen Maßnahmen (Gewichtsreduktion bei Übergewicht), Schlafverhaltensregeln (Schlafhygiene mit Einhaltung eines stabilen

Schlaf-Wach-Rhythmus, ggf. tagsüber zusätzlich feste Ruhephasen einlegen, Alkohol- und Nikotinkarenz), der Gabe spezieller Medikamente, operativen Verfahren, Kieferprothesen oder dem Einsatz nächtlicher Beatmungssysteme.

4.6 Müssen die Ursachen der Tagesschläfrigkeit auch bei ungestörter Tagesbefindlichkeit behandelt werden?

Einzelne Schlafapnoen, primäres Schnarchen ohne Schlafapnoen oder gelegentliche unruhige Beine sind nicht grundsätzlich behandlungsbedürftig. Sie können auch beim gesunden Menschen vorkommen. Die diagnostische Zuordnung, inwieweit eine Erkrankung vorliegt, hängt von der Häufigkeit und der Ausprägung der beschriebenen Merkmale sowie von weiteren Begleiterscheinungen wie veränderter Tagesbefindlichkeit mit subjektivem Krankheitsgefühl, Leidensdruck oder verminderter Leistungsfähigkeit ab. Primäres Schnarchen ohne Schlafapnoe stellt eher ein kosmetisches Problem dar, eine Therapie ist nur unter besonderen Bedingungen (z.B. beengte Wohnverhältnisse, gestörter Bettpartner) erforderlich. Wenn Schnarchen aber mit Tagesschläfrigkeit und Episoden von Schlafapnoen, Bluthochdruck oder Herzrhythmusstörungen einhergeht, sollte eine ärztliche Abklärung vorgenommen werden.

4.7 Kann ich selbst etwas gegen Tagesschläfrigkeit tun?

Tagesschläfrigkeit stellt immer ein ernst zu nehmendes gesundheitliches Problem dar, welches umgehend von einem Arzt untersucht werden sollte. Durch das konsequente Befolgen der ärztlichen Therapie, auch hinsichtlich nichtmedikamentöser Verfahren wie Schlafhygiene und Gewichtsreduktion können deutliche Behandlungserfolge erzielt und häufig eingreifendere, z.T. auch operative Maßnahmen umgangen werden.

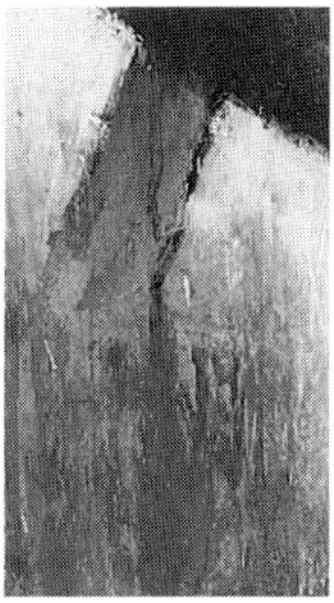

5.1 Was sind auffällige nächtliche Verhaltensweisen?

Auffällige nächtliche Verhaltensweisen *(Parasomnien)* sind Störungen, welche während des Übergangs vom Schlafen zum Wachen bzw. bei Schlafstadienwechsel auftreten. Somit liegen keine Störungen des Schlafes im eigentlichen Sinne vor, weshalb auch nicht die Klage über Schlafstörungen oder Tagesschläfrigkeit im Vordergrund der Beschwerden steht. Menschen mit einer Parasomnie imponieren durch nächtliche Verhaltensauffälligkeiten, welche nicht epileptischer Natur sind und mitunter ihre Umwelt in Schrecken versetzen. Als wesentliche Beeinträchtigung wird von dem Patienten ein abnormes Ereignis beschrieben, jedoch nicht seine Auswirkungen auf den Schlaf oder das Wachsein.

5.2 Welche Formen auffälliger nächtlicher Verhaltensweisen gibt es?

Zu der in ihrer Ätiologie nicht einheitlichen Gruppe der Parasomnien gehören Schlafwandeln *(Somnambulismus)*, nächtliche Angstzustände *(Pavor nocturnus)*, nächtliches Einnässen *(Enuresis nocturna)*, *nächtliche Angst(Alp-)träume*, nächtliches Zähneknirschen *(Bruxismus)*, nächtliche rhythmische Bewegungen v.a. des Kopfes *(Jactatio capitis nocturna)*, Sprechen im Schlaf *(Somniloquie)* und das Schenck-Syndrom *(REM-Schlaf-Verhaltensstörung)*, um nur einige zu nennen.

5.3 Bin ich durch schlafgebundene Verhaltensauffälligkeiten gesundheitlich gefährdet?

Die meisten Parasomnien in der Kindheit sind harmlos und nicht mit psychisch krankhaften (psychopathologischen) Auffälligkeiten verbunden. Sie verschwinden folgenlos im frühen Erwachsenenalter. Bestehen Parasomnien bei Erwachsenen, können sie Ausdruck eines unbewußten, psychischen Konfliktes sein und sollten psychotherapeutisch behandelt werden. Bei einigen Formen der Parasomnie gilt es, den Betreffenden vor Verletzungen zu schützen, so daß mitunter besondere Vorsichtsmaßnahmen im Wohnbereich (Türschlösser, Sicherung der Fenster) erforderlich sind.

5.4 Wann muß ich zum Arzt, wenn Verhaltensauffälligkeiten im Schlaf auftreten?

Gelegentlich vorkommende Parasomnien müssen im allgemeinen nicht behandelt werden. Parasomnien können jedoch sekundär – als Folge des mit der Parasomnie einhergehenden Erwachens oder als angstbesetzte Reaktion auf das Erleben der Parasomnie – zu insomnischen Schlafstörungen führen. Diese stellen dann eine schwerwiegende Beeinträchtigung der Schlaffunktion dar, welche behandelt werden sollte. Die diagnostische Abklärung parasomnischer Ereignisse sollte in einem Schlaflabor oder zumindest von einem Schlaffachmann vorgenommen werden, um organische Erkrankungen auszuschließen. Die Parasomnie-Symptomatik kann in seltenen Fällen nämlich auch ein Teil einer Epilepsie, einer Erkrankung mit organisch bedingten Anfällen sein. Die meisten Patienten mit einer epileptischen Störung im Schlaf haben jedoch auch Beschwerden am Tage wie plötzliche Stürze, unklare Bewußtlosigkeiten, Zungenbiß, Einnässen oder unwillkürliches Einkoten. Sie wirken gelegentlich auf Mitmenschen wie abwesend, unterbrechen unvermittelt Tätigkeiten oder lassen Gegenstände fallen. Hinzu kommen auch nachts Symptome einer Epilepsie wie Zungenbiß oder Einnässen. In diesen Fällen ist unbedingt eine Abklärung beim Neurologen, Nervenarzt oder in dieser Problematik erfahrenen Schlafmediziner erforderlich. Die an die Diagnostik anschließende Behandlung von Parasomnien mit nichtmedikamentösen Verfahren wie Verhaltenstherapie, Psychotherapie, Hypnose oder Entspannungsverfahren sowie der pharmakologische Einsatz von Schlaf-, Beruhigungsmitteln oder Antidepressiva sollte ebenfalls nur durch einen Fachmann erfolgen.

5.5 Wie werden die 8 häufigsten Formen auffälliger nächtlicher Verhaltensweisen behandelt?

1. ***Schlafwandeln (Somnambulismus).*** Das Schlafwandeln ist eine komplexe Verhaltensweise im Schlaf und reicht von einfachem Aufrichten im Bett, Herumnesteln an der Bettdecke bis hin zu Herumwandeln mit Tätigkeiten im Haushalt. Das Schlafwandeln tritt für gewöhnlich im ersten Drittel der Nacht aus dem Tiefschlaf heraus auf. Ursächlich wird eine Störung des „Arousal-Prozesses" mit einer unvollständigen Weckreaktion beim Wechsel vom Schlafen in den Wachzustand angenommen. Für das

Ereignis des Schlafwandelns besteht keine Erinnerung, es dauert in der Regel wenige Sekunden bis ein paar Minuten. Die Betreffenden sind schwer erweckbar. Da es eine „schlafwandlerische Sicherheit" nicht gibt, besteht eine erhöhte Verletzungsgefahr. Dieser sollte mit entsprechenden Vorsichtsmaßnahmen wie Verschließen von Fenstern und Türen begegnet werden. Das kindliche Schlafwandeln ist im allgemeinen harmlos und verliert sich in der Pubertät. Eine spezielle Psychotherapie ist nicht erforderlich. Bei Erwachsenen ist Schlafwandeln wesentlich seltener, häufig finden sich psychopathologische Auffälligkeiten, so daß sich eine psychotherapeutische *Behandlung* eventuell in Kombination mit einer medikamentösen Therapie (tiefschlafvermindernde oder schlafanstoßende Pharmaka) empfiehlt. Um andere Erkrankungen (z.B. Epilepsie) und Einflußfaktoren (z.B. Medikamente, Alkohol, Fieber) auszuschließen, sollte zunächst eine diagnostische Abklärung im Schlaflabor erfolgen.

2. *Nächtliche Angstzustände (Pavor nocturnus).* Der Pavor nocturnus besteht in einem plötzlichen nächtlichen Hochschrecken aus dem Tiefschlaf, verbunden mit dem Auftreten massiver Angst. Häufig beginnt das Ereignis mit einem lauten, angstvollen Schrei, gleichzeitig finden sich Anzeichen einer Aktivierung des autonomen Nervensystems wie Schwitzen, weite Pupillen, Gesichtsröte, Gänsehaut, beschleunigte Puls- und Atemfrequenz. Der Betreffende zeigt keine Reaktion auf Ansprache, nach wenigen Minuten legt sich der Erregungszustand wieder. Am nächsten Morgen besteht eine Erinnerungslücke für das Ereignis. Entsprechend den Vorstellungen zur Entstehung von Schlafwandeln wird ursächlich für den Pavor nocturnus eine Störung des Arousal-Prozesses beim Übergang vom Tiefschlaf zum Wachsein gesehen. Pavor nocturnus und Somnambulismus kommen häufig gemeinsam vor. Die Abgrenzung können in der Schlafmedizin erfahrene Ärzte vornehmen. Die *Behandlung* des Pavor nocturnus ist ähnlich der beim Schlafwandeln. Zu Beginn sollte ein Anfallsleiden differentialdiagnostisch ausgeschlossen werden, die Behandlung zielt dann auf eine Sicherung des Betroffenen während des Ereignisses. Ein Wecken sollte in der Episode nicht erfolgen, wegen eines möglichen Flucht- oder Angriffsverhaltens ist eine

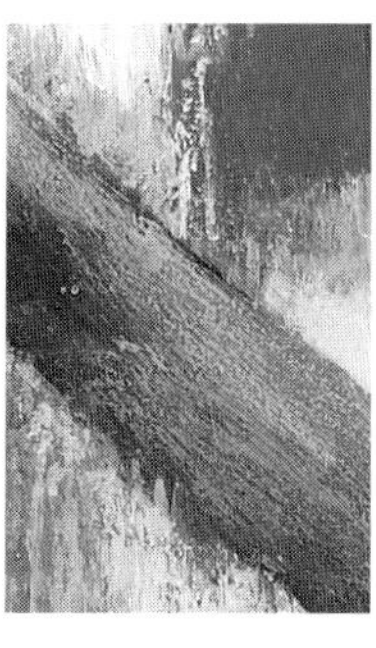

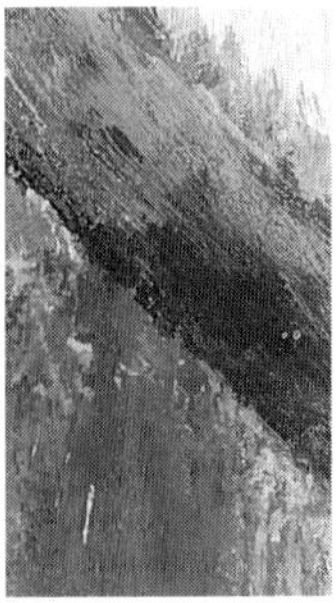

erhöhte Aufmerksamkeit angebracht. Der nur gelegentlich auftretende Pavor nocturnus im Kindesalter gilt als harmlos, eine spezielle Behandlung ist nicht erforderlich. Besorgte Eltern sollten über die Harmlosigkeit des Phänomens aufgeklärt werden, mitunter kann durch schlafhygienische Maßnahmen wie Etablierung eines geregelten Schlaf-Wach-Rhythmus oder Aufnahme einer Mittagsschlafepisode zur Verminderung des Tiefschlafdruckes am Abend eine Abnahme der Ereignisse erreicht werden. Bei Erwachsenen mit Pavor nocturnus finden sich hingegen häufig psychopathologische Auffälligkeiten in der Persönlichkeit wie neurotische Erkrankungen, Angststörungen, welche psychotherapeutisch behandelt werden können. Im Einzelfall kann zusätzlich eine pharmakologische Behandlung notwendig sein, wobei mit bestimmten Medikamenten der Tiefschlafanteil vermindert wird.

3. ***Nächtliches Einnässen (Enuresis nocturna).*** Hierunter wird wiederholtes, unwillkürliches Einnässen v.a. während des Non-REM-Schlafes und im Schlaf-Wach-Übergang verstanden. Es zeigt unter Aussparung des REM-Schlafes eine zufällige Verteilung über die Nacht. Als Ursache werden zentrale Reifungsstörungen, ein tieferer Schlaf mit einer Störung des Arousal-Prozesses, Veränderungen der Blase und des Verschlußmuskels (reduziertes Blasenvolumen, erhöhte Blasenkontraktilität) sowie seelische Faktoren (Ablehnung durch Eltern, schwerwiegende emotionale Probleme) gesehen. Häufig kommt es zu sekundären Problemen bedingt durch den falschen Umgang der Eltern mit dem Kind. Kinderärzte, Kinder- und Jugendpsychiater sowie Urologen können zur Überprüfung der Diagnose gefragt werden. Am Anfang der *Behandlung* steht die Beratung der Eltern, in welcher die Behandelbarkeit verdeutlicht und Schamgefühle abgebaut werden sollen. Über den Einsatz verhaltenstherapeutischer, z.T. bestimmte Reaktionen bedingender (konditionierender) Maßnahmen wie Klingelmatratze, Trink- und Blasentraining kann ein anhaltender Therapieerfolg erzielt werden. Mit begleitender Psychotherapie können primäre oder sekundär entstandene Probleme bearbeitet werden. Kurzfristig ist in Ausnahmefällen auch eine pharmakologische Behandlung mit trizyklischen Antidepressiva möglich.

4. ***Nächtliche Angst(Alp-)Träume.*** Die Alpträume treten während des REM-Schlafes auf, d.h. sie kommen vermehrt im letzten Nachtdrittel vor, wenn der REM-Anteil des Schlafes zunimmt. Sie enthalten ein angstbesetztes Traumerleben mit einer zunehmenden Beängstigung zum Ende des Traumes hin. Inhaltlich dominieren Themen einer lebensbedrohlichen Gefährdung durch Verfolgung oder Bedrohung. Häufig enden die Alpträume durch abrupte motorische Bewegungen, welche dann zum Erwachen führen. Die Aktivierung des autonomen Nervensystems ist dabei nicht so stark ausgeprägt wie beim Pavor nocturnus. Nach dem Alptraum ist der Betreffende vollständig wach und orientiert, für den Trauminhalt besteht eine angstvolle Erinnerung. Die Ursache der Alpträume wird als überwiegend seelisch (psychogen) angesehen. Alpträume weisen somit auf einen möglichen inneren Konflikt oder schwere Belastungssituationen in der Vorgeschichte hin. Das vereinzelte Vorkommen stellt keinen Grund zur Besorgnis dar, bei anhaltenden Alpträumen sollte professionelle Hilfe aufgesucht werden. Die *Behandlung* besteht in einer Psychotherapie, vorübergehend kann über die Gabe REM-Schlaf-unterdrückender Medikamente (z.B. trizyklische Antidepressiva) der Leidensdruck vermindert werden. Von dem behandelnden Arzt sollte bedacht werden, daß Alpträume auch durch Pharmaka (z.B. Betablocker, L-Dopa-Präparate) und Alkohol hervorgerufen werden können.

5. ***Nächtliches Zähneknirschen (Bruxismus).*** Das nächtliche Zähneknirschen findet sich überwiegend in den leichten Schlafstadien und gilt zumeist als Zeichen erhöhten Stresses und innerer Anspannung. Es kommt dabei zu einer rhythmischen Aktivierung der Kaumuskulatur mit Aufeinanderpressen und Verschieben der Zahnreihen z.T. mit lautem Mahlgeräusch gegeneinander. Erhebliche Schäden am Gebiß sind die Folge. Die *Behandlung* kann durch einen Zahnarzt erfolgen. Mit mechanischen Hilfen (Beißschiene) soll die verstärkte Zahnabnutzung verhindert werden. Therapeutisch helfen alle Maßnahmen, die den Streß abbauen. Eine psychotherapeutische Bearbeitung von Konflikten und Spannungen kann hilfreich sein. Gut bewährt haben sich auch Entspannungsverfahren, vor allem die Muskelrelaxation nach Jacobsen (s. Kap. 3.10).

6. ***Nächtliche rhythmische Bewegungen des Kopfes (Jactatio capitis nocturna).*** Bei der Jactatio capitis nocturna kommt es zu rhythmischen, gleichförmigen (stereotypen) Vor- und Zurückbewegungen des Kopfes und des Nackens gewöhnlich während der Einschlafphase. Aber auch der gesamte Körper kann in Form von Körperschaukeln oder -rollen beteiligt sein. Die Störung beginnt während der ersten zwei Lebensjahre und verliert sich mit dem Älterwerden. Stereotype Bewegungsabläufe bei Kindern werden als eine Selbststimulation bei fehlenden Umweltanreizen oder als Reaktion auf Konflikte gedeutet. Hier sollte ein Kinderarzt oder Kinder- und Jugendpsychiater zu Rate gezogen werden. Eine *Therapie* ist meist nicht notwendig, bei älteren Kindern oder Jugendlichen ist nach Ausschluß einer Epilepsie eine psychotherapeutische Behandlung zu erwägen. In Ausnahmefällen mit selbstverletzendem Verhalten kann vorübergehend mit Schlafmitteln vom Typ der Benzodiazepinrezeptoragonisten die Häufigkeit der Episoden verringert werden.

7. ***Sprechen im Schlaf (Somniloquie).*** Sprechen im Schlaf ist eine häufige Erscheinung. Die Betroffenen nehmen das Sprechen nicht wahr, sie haben keine Erinnerung für die geäußerten Inhalte. Es kommt in sämtlichen Schlafstadien vor und dauert nur kurz an. Durch emotionalen Streß kann es ausgelöst werden, weiterhin besteht ein Zusammenhang mit anderen Parasomnien, fieberhaften Erkrankungen oder dem Schlafapnoesyndrom. Eine *Behandlung* ist nicht notwendig, da es sich um eine harmlose Störung handelt. Besteht das Sprechen im Schlaf bei emotionalen Belastungen dauerhaft oder zeigt sich der Bettpartner wesentlich gestört, ist eine Psychotherapie indiziert.

8. ***REM-Schlaf-Verhaltensstörung (Schenk-Syndrom).*** Die REM-Schlaf-Verhaltensstörung ist ausgesprochen selten. Der Erkrankungsbeginn liegt meist nach dem fünfzigsten Lebensjahr. Bei dieser Erkrankung setzt die sonst während des REM-Schlafes übliche Erschlaffung (Atonie) der Muskulatur aus, so daß es im REM-Schlaf zu umfangreichen Körperbewegungen in Verbindung mit den Traumerlebnissen kommt. Die Trauminhalte

werden praktisch ausagiert, wodurch die Gefahr der Eigen- und Fremdverletzung während des Schlafes besteht. Die Störung ist nicht mit psychiatrischen Erkrankungen verbunden, zeigt aber einen Zusammenhang mit neuropathologischen Auffälligkeiten. Es wird vermutet, daß unterschiedliche neurologische Erkrankungen zu Läsionen innerhalb der Nervenbahnen führen, welche bei Gesunden für die Muskelatonie während des REM-Schlafes verantwortlich sind. Neben entsprechenden Vorsichtsmaßnahmen im Schlafbereich, um gegenseitige Verletzungen zu vermeiden, kann von einem Fachmann der Schlafmedizin eine medikamentöse *Behandlung* versucht werden.

Merke:

Parasomnien sind auffällige nächtliche Verhaltensweisen, welche während des Überganges vom Schlafen zum Wachen bzw. bei Schlafstadienwechsel auftreten. Eine Störung des Schlafes im eigentlichen Sinne liegt zunächst nicht vor. Die diagnostische Abklärung von parasomnischen Ereignissen sollte von einem Fachmann für Schlafmedizin, am besten in einem Schlaflabor erfolgen, um organische Erkrankungen wie z.B. eine Epilepsie auszuschließen. Die meisten Parasomnien in der Kindheit sind harmlos und verschwinden im frühen Erwachsenenalter. Parasomnien bei Erwachsenen können demgegenüber Ausdruck eines unbewußten, seelischen Konfliktes sein und sollten dann psychotherapeutisch behandelt werden. Bei einigen Formen der Parasomnie, vor allem dem Schlafwandeln, sollten besondere Vorsichtsmaßnahmen im Wohnbereich getroffen werden, um den Betreffenden vor Verletzungen zu schützen. Die Behandlung von Parasomnien sollte von einem Fachmann durchgeführt werden. Sie umfaßt allgemein nichtmedikamentöse Verfahren (Verhaltenstherapie, Psychotherapie, Hypnose, Entspannungsverfahren) und/oder den medikamentösen Einsatz von Schlaf- und Beruhigungsmitteln oder Antidepressiva.

6.1 Was ist ein gestörter Schlaf-Wach-Rhythmus?

Gesunde Menschen zeigen unter zeitgeberfreien Bedingungen (= Ausschluß des Hell-Dunkel-Wechsels, keine Information über Uhrzeit, keine sozialen Kontakte) einen inneren zirkadianen, d.h. ungefähr die Dauer eines Tages einnehmenden Rhythmus des Schlafens und Wachens und weiterer Körperfunktionen von ungefähr 25 Stunden. Durch äußere Zeitgeber wird diese innere Periodenlänge auf 24 Stunden verkürzt, wodurch das Wachen und Schlafen in relativ fest umschriebene Zeiträume fällt. Bei Menschen mit einer Störung des zirkadianen Schlaf-Wach-Rhythmus besteht nun ein Mißverhältnis zwischen dem eigenen zirkadianen Rhythmus und dem normalen Rhythmus im sozialen Umfeld des Betroffenen, welches zu Beschwerden der Schlaflosigkeit (Insomnie) und/oder der Tagesschläfrigkeit (Hypersomnie) führt. Das Schlafmuster des Betroffenen weicht also von der gegebenen oder erwünschten sozialen Norm ab. Von der Weltgesundheitsorganisation wurden folgende Kriterien für die *Diagnosestellung einer Schlaf-Wach-Rhythmusstörung festgelegt:*

- Das individuelle Schlaf-Wach-Muster ist nicht synchron mit dem erwünschten Schlaf-Wach-Rhythmus, der durch die gesellschaftlichen Anforderungen bestimmt und von den meisten Menschen in der Umgebung der betroffenen Person geteilt wird.
- Als Folge dieser Störung erlebt die betroffene Person Schlaflosigkeit während der Hauptschlafperiode und Schläfrigkeit während der Wachperiode, fast täglich, mindestens 1 Monat lang oder wiederkehrend während kürzerer Zeiträume.
- Ungenügende Dauer, Qualität und der Zeitpunkt des Schlafes verursachen deutliche Erschöpfung oder behindern die soziale oder berufliche Leistungsfähigkeit.

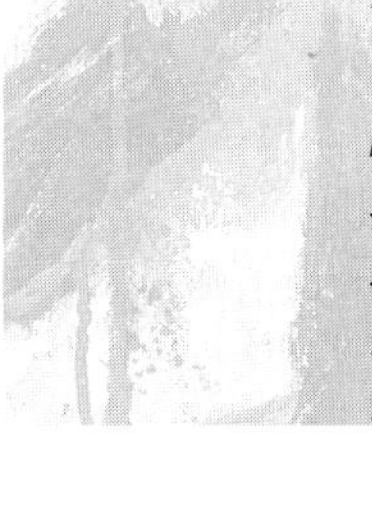

6.2 Welche Ursachen gestörter Schlaf-Wach-Rhythmik gibt es?

An unterschiedlichen Erkrankungen des zirkadianen Schlaf-Wach-Rhythmus werden die Schlafphasenvorverlagerung *(advanced sleep phase syndrome)* und Schlafphasenverzögerung *(delayed sleep phase syndrome)*, das *Nicht-24-Stunden-Schlaf-Wach-Syndrom, die Schlafstörung bei Schichtarbeit* und die Schlafstörung bei Zeitzonenwechsel nach Flugreisen *(Jetlag)* unterschieden. Die Ursachen können in äußeren Gegebenheiten (Fehlverhalten im Umgang mit dem Schlaf, fehlende soziale Zeitgeber, ungünstige Arbeitszeiten, Schichtdienst, Flugreisen mit Zeitzonenwechsel), in organischen Erkrankungen (Verlust des Augenlichtes, Schädigungen des Gehirns, Demenz) und inneren Faktoren (Abnahme der endogenen zirkadianen Rhythmizität, verminderte Empfindlichkeit der inneren Uhr für äußere Rhythmusgeber) begründet sein.

6.3 Wie werden die 4 häufigsten Ursachen eines gestörten Schlaf-Wach-Rhythmus behandelt?

1. ***Schlafphasenvorverlagerung und Schlafphasenverzögerung.*** Die Schlafphasenvorverlagerung und -verzögerung sind Störungen, bei denen Schlafbeginn und -ende gegenüber normalen Schlafzeiten deutlich vorgezogen bzw. verzögert sind. Der Schlafablauf selbst ist dabei weitgehend ungestört. Die Diagnose erfolgt in einem Schlaflabor oder durch eine genaue Protokollierung des Schlaf-Wach-Verhaltens über 1 Monat. Der Übergang dieser Störungsformen zu Menschen mit einem normalen Schlafverhalten, den „Lerchen" (früh ins Bett und früh auf) und „Eulen" (spät ins Bett und spät auf) ist fließend (s. Kap. 1.5). Die *Behandlung* besteht in der „Chronotherapie". Hierbei wird die Zeit des Zubettgehens und Aufstehens in täglicher Folge um 3 Stunden in Richtung der pathologischen Verschiebung der Schlafperiode verschoben, d.h. um 3 Stunden nach vorn bei der Schlafphasenvorverlagerung bzw. um 3 Stunden nach hinten bei der Schlafphasenverzögerung. Eine Lichttherapie mit der Anwendung von hellem Kunstlicht (Mindestbeleuchtungsstärke von 2500 Lux) oder mit Spaziergängen in hellem Außenlicht über 1-2 Stunden in den Morgenstunden kann die Schlafperiode nach vorne ziehen, wohingegen eine am Abend angewandte Lichttherapie die Schlafperiode nach hinten verschiebt. Der Einsatz von Vitamin-B_{12} und des Hormons Melatonin kann ebenfalls nützlich sein, da hierdurch die innere Uhr des Menschen beeinflußt wird. Die Erfahrung mit diesen Substanzen ist zum aktuellen Zeitpunkt allerdings zu gering, als daß man sie uneingeschränkt empfehlen könnte.

2. ***Nicht-24-Stunden-Schlaf-Wach-Syndrom.*** Bei Schlafgestörten mit einem Nicht-24-Stunden-Schlaf-Wach-Syndrom reichen die äußeren Zeitgeber nicht aus, den inneren Rhythmus entsprechend zum 24-Stunden-Tag zu synchronisieren. Da der innere Rhythmus des Menschen ein wenig länger als der 24-Stunden-Tag ist, verschieben sich die Zeiten des Schlafbeginns und des Aufwachens täglich um etwa 1-2, manchmal auch mehr Stunden nach hinten. Diese konstante Verschiebung führt zu Perioden vollständig schlafloser Nächte, welche von Perioden eines äußerlich normalen Schlafes abgelöst werden. Bei den Betroffenen bestehen phasenweise insomnische und hypersomnische Beschwerden. Häufig handelt es sich um Blinde, aber auch scheinbar gesunde Menschen können von dieser Störung betroffen sein. Die *Behandlung* besteht in einer Verstärkung externer sozialer (sinnvolle Beschäftigung) und biologischer Zeitgeber (Licht), mitunter in Kombination mit Vitamin-B_{12} und/oder Melatonin. Insomnische Beschwerden mit Störungen der Schlafwachfunktion im Alter können mit physikalischen Therapieverfahren (soziale Zeitgeber, Lichttherapie) und „chronobiotisch" wirksamen Substanzen (Melatonin, Vitamin-B_{12}) behandelt werden, wobei den physikalischen Methoden der Vorzug gegeben werden sollte.

3. ***Schlafstörung bei Schichtarbeit*** *(s. a. Kap. 3.6).* Über die Hälfte der Schichtarbeiter beklagen Schlafstörungen mit einem insomnischen, aber auch hypersomnischen Beschwerdebild. Durch die Arbeit zu wechselnder Tageszeit (Früh-, Spät- und Nachtschicht) wird die Phasenlage der Arbeits- und Schlafzeit gegeneinander verschoben, so daß die Betroffenen gegen ihren eigenen inneren Schlaf-Wach-Rhythmus leben müssen. Eine Störung des Schlafes und der Tagesbefindlichkeit mit Beeinträchtigung der kognitiven Leistungsfähigkeit, des seelischen und körperlichen Wohlbefindens sind die Folge. Arbeitsunfälle, Herzkreislauferkrankungen und Magenschleimhautgeschwüre finden sich gehäuft. *Therapeutisch* lassen sich die Beschwerden durch die Einführung sinnvoller Schichtpläne lindern. Im Uhrzeigersinn wechselnde Schichten (Frühschicht-Spätschicht-Nachtschicht), einzeln eingestreute Nachtschichten, kurze Nachtschichtperioden von maximal 3 Tagen oder

sehr lange über zumindest 2 Wochen gehende Nachtschichtperioden haben sich als am verträglichsten erwiesen. Bei den einzelnen Nachtschichten oder den kurzen Nachtschichtperioden sollte der normale Schlaf-Wach-Rhythmus soweit wie möglich aufrechterhalten werden (nur kurzer Tagesschlaf, nachts wenig stimulierende Substanzen wie Kaffee zu sich nehmen, helles Licht am Tage als äußeren Zeitgeber anwenden), bei den längeren Nachtschichtperioden sollte stattdessen der Rhythmus umgestellt werden (am Tage ungestörte Schlafperiode durch regelmäßige Bettzeiten in einem ruhigen, abgedunkelten Schlafzimmer, während des Nachtdienstes den umgestellten Rhythmus über helle Beleuchtung stabilisieren). Maßnahmen der Schlafhygiene sollten bei dem Zubettgehen angewandt werden. Bei ausgeprägten Einschlafbeschwerden können kurz- bis mittellang wirksame Schlafmittel über maximal 3 Tage eingesetzt werden.

4. ***Schlafstörung bei Zeitzonenwechsel (Jetlag).*** Ein schneller Zeitzonenwechsel bei Flugreisen führt auch bei ansonsten schlafgesunden Menschen zu Ein- und Durchschlafstörungen, erhöhter Tagesmüdigkeit und Tagesschläfrigkeit mit Beeinträchtigung der Leistungsfähigkeit und unspezifischen körperlichen Beschwerden. Das Jetlag-Syndrom dauert in etwa drei Tage, bei manchen Menschen bis zu 14 Tagen, ursächlich wird ein Mißverhältnis zwischen den eigenen, inneren, biologischen Rhythmen und den neuen äußeren Zeitgebern sowie ein Mißverhältnis der eigenen Rhythmen zueinander aus der unterschiedlich schnellen Anpassung an die neue Umgebung gesehen. *Therapeutisch* kann bei nur kurzem Aufenthalt von einem Tag in der neuen Zeitzone versucht werden, den alten Rhythmus des Heimatortes aufrechtzuerhalten. Bei längerem Aufenthalt kann die Anpassung der eigenen Rhythmen an die neuen Zeitgeber beschleunigt werden. Hierfür ist eine Verschiebung der Schlaf- und Wachzeiten bereits 2 Tage vor dem Flug um 1-2 Stunden in Richtung der neuen Zeit (bei Flug in östlicher Richtung früher zu Bett gehen, bei Flug in westlicher Richtung später zu Bett gehen), die Einstellung auf die neue Ortszeit schon im Flugzeug und die sofortige Annahme der neuen sozialen Zeitgeber am Ankunftsort hilfreich. Die biologischen Rhythmen passen sich schneller an, wenn die biologische

Synchronisation, d.h. der Einfluß von hellem Sonnenlicht, genutzt wird. Der Reisende sollte sich bereits am Ankunftstag einige Stunden ins Freie begeben. Beim Zubettgehen sollten schlafhygienische Maßnahmen angewendet werden, bei ausgeprägteren Beschwerden können kurz- bis mittellang wirksame Schlafmittel zur Nacht für maximal 3 Tage eingenommen werden. Durch die Einnahme von Melatonin, einem eng an den Hell-Dunkel- und Schlaf-Wach-Rhythmus gekoppelten Hormon der Zirbeldrüse, soll die Anpassung an die neuen Zeitgeber schneller erfolgen. Die Substanz ist in Deutschland allerdings nicht erhältlich.

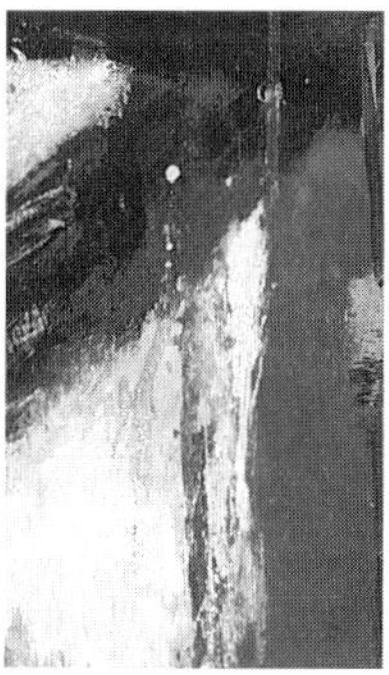

Merke:
Der gesunde Mensch weist unter zeitgeberfreien Bedingungen, d.h. unter Ausschluß des Hell-Dunkel-Wechsels, ohne Kenntnis der Uhrzeit und ohne soziale Kontakte, einen inneren zirkadianen Rhythmus des Schlafens und Wachens sowie weiterer Körperfunktionen von ungefähr 25 Stunden auf. Durch äußere Zeitgeber wird diese innere Periodenlänge auf 24 Stunden verkürzt. Bei Patienten mit einer Schlaf-Wach-Rhythmus-Störung besteht ein Mißverhältnis zwischen dem eigenen inneren Schlaf-Wach-Rhythmus und dem gewünschten äußeren Rhythmus des sozialen Umfeldes, woraus sich insomnische und/oder hypersomnische Schlafbeschwerden entwickeln. Die Ursachen einer krankhaften Störung des Schlaf-Wach-Rhythmus können in äußeren Gegebenheiten (z.B. Fehlverhalten im Umgang mit dem Schlaf, fehlende soziale Zeitgeber und Aktivierung bei älteren Menschen, ungünstige Arbeitszeiten, Schichtdienst, Flugreisen mit Zeitzonenwechsel), in organischen Erkrankungen (z.B. Verlust des Augenlichtes, Schädigungen des Gehirns, Demenz) und inneren Faktoren (z.B. Abnahme der endogenen zirkadianen Rhythmizität, verminderte Lichtsensitivität der zirkadianen Uhr) begründet sein. Als eigenständige Formen werden die Schlafphasenvorverlagerung, die Schlafphasenverzögerung, das Nicht-24-Stunden-Schlaf-Wach-Syndrom, die Schlafstörung bei Schichtarbeit und die Schlafstörung bei Zeitzonenwechsel unterschieden. Die Diagnosestellung sollte in einem Schlaflabor erfolgen. Die Behandlung umfaßt an allgemeinen therapeutischen Besonderheiten, je nach Krankheitsbild, neben schlafhygienischen

Maßnahmen eine Verstärkung äußerer sozialer (sinnvolle Beschäftigung, Aktivierung, Tagesstrukturierung) und biologischer Zeitgeber (tagsüber viel Sonnenlicht, bei Bedarf Lichttherapie), den Einsatz von Schlafmitteln oder chronobiotisch wirksamer Substanzen (Melatonin, Vitamin-B_{12}) sowie Chronotherapie.

7.1 Wann sollte ich wegen meiner Schlafprobleme einen Spezialisten aufsuchen?

Eine allgemeingültige Antwort auf diese Frage gibt es nicht. Als wichtigste Richtlinie mag die Empfehlung gelten, einen Spezialisten für Schlafmedizin vor allem dann zu konsultieren, wenn sich trotz einer hausärztlichen und/oder fachärztlichen Behandlung keine Verbesserung der Beschwerden eingestellt hat. Eine *Untersuchung in einem Schlaflabor* kann *bei den folgenden Störungen* sinnvoll sein:

- Chronische und therapieresistente Insomnien mit einem unzureichenden Behandlungserfolg nach mindestens einem Jahr Behandlung.
- Schwere Insomnie mit erheblicher Beeinträchtigung der Tagesbefindlichkeit und daraus erwachsenden Problemen in der Tagesbewältigung.
- Verdacht auf organisch bedingte Insomnie (z.B. Schlafapnoesyndrom, periodische Beinbewegungen, Herzrhythmusstörungen, Epilepsie etc.).
- Hypersomnie mit Tagesschläfrigkeit und unwillkürlichem Einschlafen am Tage.
- Nächtliches Erwachen mit Schmerzen in der Brust oder dem Körper und/oder Kurzatmigkeit.
- Ausgeprägtes nächtliches Schnarchen mit vom Bettpartner beobachteten Unregelmäßigkeiten der Atmung, ggf. sogar Atemstillständen.
- Parasomnie wie z.B. Schlafwandeln mit Gefährdung der eigenen Person oder anderer Personen.
- Erhebliche Unterschiede in der Beurteilung des Schlafes zwischen dem Schlafgestörten und seinem Bettpartner.
- Insomnische und/oder hypersomnische Symptome bei Einnahme größerer Mengen von Schlaf- oder Beruhigungstabletten.

7.2 Wie finde ich den geeigneten Fachmann für meine Schlafstörung?

In den letzten Jahren entstanden an vielen Krankenhäusern und Universitätskliniken spezielle Zentren für Schlafmedizin, welche sich in der Behandlung von Schlafstörungen auskennen. Fragen Sie diesbezüglich Ihren Hausarzt oder fordern Sie ein Verzeichnis von Schlafambulanzen und Schlaflaboratorien über die „Deutsche Gesellschaft für Schlafforschung und Schlafmedizin (DGSM)" an (im Anhang: Akkreditierte Schlaflabore der Deutschen Gesellschaft für Schlafforschung und Schlafmedizin in Deutschland).

7.3 Was wird im Schlaflabor gemacht?

Das Schlaflabor nimmt eine Schlüsselstellung in der Diagnostik von Schlafstörungen ein. Im Schlaflabor werden Biosignale des Schlafenden nach festgesetzten Kriterien in einem Ableitraum erfaßt (Abb. 12) und in einem davon getrennten Registrierraum kontinuierlich aufgezeichnet (Abb. 13).

Mit der polysomnographischen Ableitung erhält der Untersucher objektive Daten über den Ablauf des Schlafes und entsprechende Veränderungen in der Feinstruktur wie z.B. Aufwachvorgänge, Mikroarousals, Schlafverflachung oder verfrühte REM-Phasen (Sleep-onset-REM) (s. a.

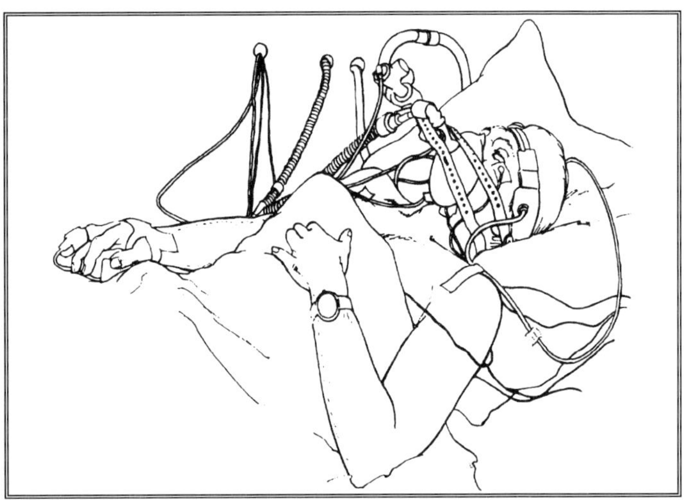

Abb. 12: Schlafender in einem Schlaflabor unter Anwendung aller maximal möglichen Meßsensoren zur Aufzeichnung des Schlafes, von Körperbewegungen, der Herz-, Kreislauf- und Atmungsfunktion und der Hirndurchblutung.

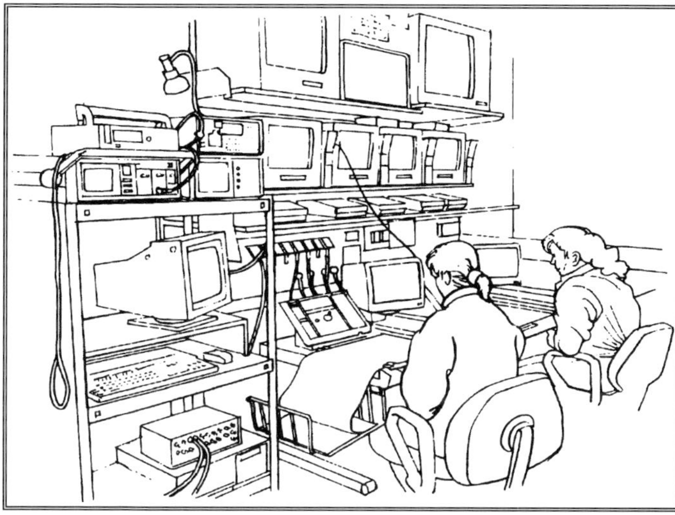

Abb. 13: Registrierraum eines Schlaflabors mit Videotechnik, Audioüberwachung, Aufzeichnungsgeräten und computergestützter Auswerteeinheit.

Kap. 1.3). Weiterhin können körperliche Ursachen der Schlafstörungen (z.B. schlafgebundene Atemstillstände, periodische Bewegungen der Beine) eindeutig identifiziert und in ihrem Schweregrad bestimmt werden. Besondere im Zusammenhang mit dem Schlaf oder mit nächtlichen Aufwachvorgängen stehende Verhaltensweisen (Parasomnien) lassen sich über ein Videomonitoring erfassen und diagnostisch voneinander oder von einem nächtlichen epileptischen Anfallsleiden abgrenzen. Die Aufzeichnungen im Schlaflabor informieren den Schlafgestörten über die tatsächliche Qualität seines Schlafes, der Untersucher erhält darüber hinaus Rückschlüsse über Fehlverhalten des Patienten im Umgang mit dem Schlaf. Durch die polysomnographischen Aufzeichnungen wird die diagnostische Präzision deutlich erhöht, was besonders wichtig im Zusammenhang mit nächtlichen Atemstillständen, Herzrythmusstörungen, periodischen Beinbewegungen oder den polysomnographischen Merkmalen einer Depression ist.

Der Schlaf und das Schlafverhalten von Schlafgestörten wird im allgemeinen mindestens über zwei Nächte untersucht. Elektroden zur Messung der Biosignale werden vor dem Schlafengehen am Kopf, der Brust und den Beinen mit einem hautfreundlichen Spezialklebstoff und Pflaster befestigt (Abb. 14). Der Schlafgestörte geht zu der ihm gewohnten Zeit schlafen. Die erste Nacht dient der Gewöhnung des Schläfers an die für ihn neue Schlafsituation. Dies gelingt den meisten Menschen erstaunlich schnell, so daß sie bereits in der zweiten Nacht durch Elektroden und die von ihnen ausgehenden Kabel im Schlaf nicht mehr gestört werden. Bei Spezialfragestellungen sind zahlreiche noch aufwendigere und dabei schlafstörende Meßtechniken anwendbar (Abb. 12).

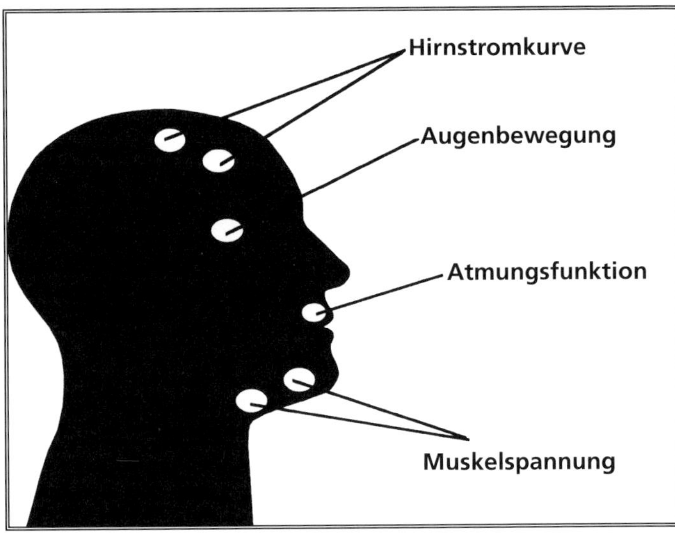

Abb. 14: Elektrodenlokalisation zur Polysomnographie.

7.4 Wer bezahlt die Kosten einer Untersuchung im Schlaflabor?

Die Kosten einer diagnostischen Untersuchung im Schlaflabor mit möglicherweise anschließender Behandlung werden im allgemeinen von der Krankenversicherung übernommen, eine Überweisung durch den Hausarzt genügt. Privatversicherte sollten sich zuvor um die Abklärung einer Kostenübernahme durch ihre Kasse bemühen.

Merke:

Das Schlaflabor nimmt in der Diagnostik und in der Behandlung von Schlafstörungen eine Schlüsselstellung ein. Im Schlaflabor werden objektive Daten über den Ablauf und die Feinstruktur des Schlafes gewonnen. Körperliche Ursachen von Schlafstörungen können eindeutig bestimmt und in ihrer Ausprägung quantifiziert werden. Gewisse Erkrankungen lassen sich nur im Schlaflabor erkennen. Die Aufzeichnungen im Schlaflabor informieren den Schlafgestörten über seine tatsächliche Schlafqualität und erlauben dem Untersucher Rückschlüsse auf Fehlverhalten seitens des Patienten im Umgang mit seinem Schlaf. Die diagnostische Präzision erhöht sich beträchtlich durch die Untersuchung im Schlaflabor.

Geschichte um einen Blinden und den Dichter Tao

Diese Geschichte handelt von dem Dichter Tao, dessen Existenz durch alte chinesische Schriftstücke bestätigt wird. Von seiner Begegnung mit einem Blinden gibt es jedoch drei unterschiedliche Fassungen.
Weit über die Grenzen der Stadt... war er wegen seiner Weisheit bekannt. Viele Leute kamen täglich, um oft nach tagelangem Marsch seinen Rat zu hören. Und es wird gesagt, daß noch niemand ohne Lösung seines Problems zurückkehren mußte.

1 Es geschah an einem Abend, daß ein Blinder an den Ufern des gelben Flusses entlangging. Lange hatte er vergebens in der nahen Stadt versucht, sich Geld für Brot und Kleidung zu erbetteln. Die Herzen der Mitmenschen waren aber diesmal hart, und der Geldbeutel wurde nur selten geöffnet. Als die Nacht hereinbrach, begann er sich nach einer Bleibe umzusehen. Da er wußte, daß des Nachts keine Bettler in der Stadt geduldet wurden, lenkte er seine Füße auf den Weg, der aus der Stadt herausführte.
Zur gleichen Zeit begab sich der Dichter Tao auf den Heimweg. Er war zu den Ufern des gelben Flusses aufgebrochen, um die untergehende Sonne im Spiegel des Flusses zu erblicken. In so einer Stunde der Einsamkeit erlebte er immer den Zustand größter Seelenerhebung, und die schönsten und gelungensten Verse entströmten seinem Munde. Er lehnte am Stamm eines Baumes, der sich weit über das Wasser neigte, und sah, wie die Bläue der Nacht sich über den Fluß senkte, er sah die Sonne sanft in den Wassern des Flusses untergehen, hörte das leise Gesäusel der anschlagenden Wellen und lauschte dem Gesang der Vögel, die die anbrechende Nacht begrüßten. Ihm schlug das Herz vor Freude, daß er all diese Schönheit betrachten durfte. Gerade gedachte er, wie schwierig es doch sei, die wahre Erkenntnis des Seins zu finden, als er ein Geräusch vorsichtig tastender Schritte vernahm. Er sah einen alten Mann in einem abgewetzten, schmutzigen Gewande, den er als blind erkannte. Mit einem Sprung verschwand er hinter einem Baum und ließ den Blinden weiterziehen, ohne daß dieser ihn bemerkte.
Tao wußte, daß der Weg sich nach der nächsten Biegung gabelte

und der eine Weg zu einer tiefen Lehmgrube führte, aus der es kein Entrinnen gab, wenn man erst einmal hineingefallen war. Sollte er nun dem Blinden nachlaufen und vor der drohenden Gefahr warnen? Oder sollte er hier einfach verweilen und der Dinge ausharren? Schließlich hatte er kein Recht, das Schicksal des Blinden zu bestimmen. Jedes freie Individuum hat das Recht der freien Selbstentscheidung. Und er darf in dieses göttliche Recht nicht eingreifen. Und wie kann er sich anmaßen zu sagen, welches der richtige Weg sei? Nur die Götter mögen dies wissen. Vielleicht ist der Sturz in die Grube tausendmal schöner als der andere Weg. Denn niemand weiß, was einem am Boden der Grube erwartet. Vielleicht die lang gesuchte Erlösung, das Einssein von Körper und Geist, die tiefe Harmonie aller sonst so zwiespältigen Gefühle. Und wer sagt, wo der andere Weg hinführt, welches weitaus schlimmere Schicksal dort auf den Blinden wartet?
Darüber philosophierte er so lange, bis er einen entsetzlichen Schrei hörte, wie ihn jemand ausstößt, der viele Meter tief in eine Grube stürzt.

2 Eines Abends begegnete der Dichter Tao einem blinden alten Mann, der in der nahen Stadt keine Unterkunft gefunden hatte. Tao wußte, daß der Weg, auf welchem der Blinde einherschritt, sich nach der nächsten Biegung gabelte und der eine Weg zu einer tiefen Grube führte, aus der es kein Entrinnen gab, wenn man erst einmal hineingefallen war. Tao sah es als seine Pflicht an, daß er, der Sehende, dem Nichtsehenden die Augen öffnete und sprach zu dem Blinden: „Ich bin der Dichter Tao und weitbekannt für meine Weisheit. Ich kann sehen, und ich sage dir, oh Blinder, daß, wenn du an der nächsten Weggabelung den linken Weg wählst, du wirst enden in Tod und Verderben. Daher rate ich dir, wähle den rechten Weg." Der Blinde lächelte und hob an zu sprechen: „Oh, wer bist du denn, daß du mir Ratschläge erteilst. Ich bin mündig und vermag selbst zu handeln. Ich kenne den Dichter Tao und weiß von seiner Klugheit. Doch wer sagt, daß du der Dichter wirklich bist? Sicherlich bist du ein Lügner und willst mich ins Verderben führen. Heb` dich von dannen und laß mich meinen Weg alleine finden." Sprachs und wollte den linken Weg wählen. Tao konnte ihn gerade noch an einem Zipfel des Gewandes festhalten. Er umfaßte mit seiner freien Hand ein Handgelenk des Blinden und hielt es mit einer Kraft fest, die man seiner

schmächtigen Person gar nicht zutraute. Er wußte, daß er den Blinden nicht mehr loslassen durfte. Er war der Sehende, und er hatte die Pflicht, den Blinden zu führen. Er mußte entscheiden, welcher Weg der rechte sei.
So nahm Tao das Seil seiner Kutte, fesselte den Blinden, obwohl dieser sich sträubte, an sich und ging mit ihm zusammen weiter, um ihn von nun an immer auf den rechten Weg zu führen.

3 Es wird erzählt, daß der Dichter Tao sich eines Abends an den Ufern des Gelben Flusses befand, um den Sonnenuntergang zu erleben. Er lehnte an einem Baumstamm und erfreute sein Herz an den tausend glitzernden Lichtern im Wasser des Flusses und dachte über das Sein und seinen Sinn nach. Die Schönheit seiner Umgebung, der Gesang der Vögel, das Zirpen der Grillen betörten Tao derart, daß er kaum wußte, ob er noch wach oder eingeschlummert sei, als er ein Geräusch vorsichtig tastender Schritte vernahm und einen Unbekannten neben sich sah, einen alten blinden Mann mit einem abgewetzten, schmutzigen Umhang. Er richtete sich zu seiner vollen Größe auf und trat hinter dem Baum hervor. Wie es der Jugend gebührte, begrüßte er den alten Mann ehrwürdig mit aller Achtung. Sodann hob er an, folgendes zu sagen: „Ich bin der Dichter Tao. Sie sind frei. Sie können gehen, wohin sie wollen. Sie können wiederkommen und wegbleiben, ganz wie es ihnen beliebt. Ich halte es trotzdem für meine Pflicht, ihnen zu sagen, daß bei der nächsten Weggabelung der linke Weg zu einer Grube führt, aus der es kein Entrinnen gibt, denn ich bin der Sehende und sie sind blind." Der alte Mann lächelte mit ehrwürdiger Miene: „Du hast recht mein Sohn. Ich bin frei, ich kann entscheiden, wie ich will. Aber ich weiß auch, daß ich blind bin, und will dir glauben, daß du der Dichter Tao und sehend bist. Vielen Dank für deine Warnung, entscheiden möchte ich jedoch selbst."
Der alte Mann lächelte abermals, verbeugte sich vor Tao und schritt von dannen und ward nie mehr gesehen.
Welchen Weg er genommen hat, steht nicht mehr in der Übersetzung.

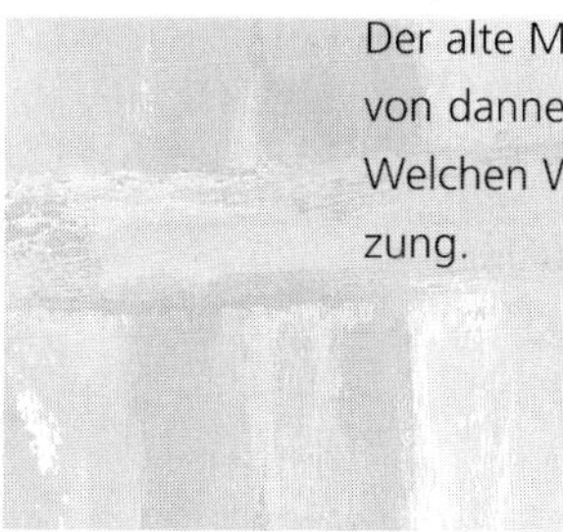

W. Jordan

Berger M (Hrsg) (1992)
Handbuch des normalen und gestörten Schlafs.
Springer, Berlin Heidelberg

Borbély A (1985)
Das Geheimnis des Schlafs.
dtv, München

Clarenbach P, Hajak G (1995)
Dauer einer medikamentösen Therapie von Schlafstörungen. Psycho 21: 528-530

Clarenbach P, Engfer A (Hrsg) (1991)
Diagnostik und Therapie spezieller Schlafstörungen.
MMV Medizin Verlag, München

Clarenbach P, Klotz U, Koella WP, Rudolf GAE (Hrsg) (1991)
Schering Lexikon Schlafmedizin.
MMV, München

Clarenbach P, Steinberg R, Weeß HG, Berger M unter der Mitarbeit von Hajak G, Mayer G, Penzel T, Peter JH, Schläfke ME (1995)
Empfehlungen zu Diagnostik und Therapie der Insomnie. Nervenarzt 66: 723-729

Coates TJ, Thoresen CE (Hrsg) (1982)
Endlich wieder schlafen können.
Otto Müller, Salzburg

Danek A, Pollmächer TH (1990)
Restless-legs Syndrome. Klinik, Differentialdiagnose, Therapieansätze. Nervenarzt 61: 69-76

Douglas J, Richman N (1989)
Mein Kind will nicht schlafen.
Fischer, Stuttgart New York

Dreßing H, Riemann D (1994)
Diagnostik und Therapie von Schlafstörungen.
Fischer, Stuttgart

Faust V (Hrsg) (1985)
Schlafstörungen. Hippokrates, Stuttgart

Faust V, Hole G (1992)
Der gestörte Schlaf und seine Behandlung.
Universitätsverlag, Ulm

Finke G (1988)
Schluß mit Schäfchenzählen.
Droemer-Knaur, München

Finke J, Schulte W (1979)
Schlafstörungen. Thieme, Stuttgart

Friebel V (1990)
Schlafprobleme aktiv angehen. Trias, Stuttgart

Friebel V, Friedrich S (1989)
Schlafstörungen bei Kindern.
Trias, Stuttgart

Geisler P, Klein H (Hrsg) (1992)
Aktuelle Aspekte der Schlafmedizin.
Roderer, Regensburg

Görtelmeyer R (1988)
Typologie des Schlafverhaltens.
Roderer, Regensburg

Hajak G, Hajak P, Rüther E (1993)
Therapie von Ein- und Durchschlafstörungen – Moderne Konzepte für die Anwendung von Schlafmitteln –.
TW Neurologie Psychiatrie 7: 561-574

Hajak G, Müller-Popkes K, Riemann D, Mayer G, Lauer C et al (im Druck)
Psychologische, psychotherapeutische und andere nichtpharmakologische Therapieformen zur Behandlung der Insomnie. – Eine Stellungnahme der Arbeitsgruppe Insomnie der Deutschen Gesellschaft für Schlafforschung und Schlafmedizin – Fortschr Neurol Psychiat

Hajak G, Rüther E (1993)
Therapie von Ein- und Durchschlafstörungen.
In: Möller HJ (Hrsg) Therapie psychiatrischer Erkrankungen.
Enke, Stuttgart, 663-704

Hajak G, Rüther E (1995)
Insomnie – Schlaflosigkeit. Ursachen, Diagnostik und Therapie. Springer, Berlin, Heidelberg

Hajak G, Rüther E (1995)
Neue Nichtbenzodiazepinhypnotika – Ein Fortschritt in der Therapie von Schlafstörungen?
Internist 11: 1085-1091

Hajak G, Jordan W (im Druck)
Nichtmedikamentöse Therapie der Insomnie.
Psycho

Hippius H, Rüther E, Schmauß M (Hrsg) (1988)
Schlaf-Wach-Funktionen.
Springer, Berlin Heidelberg

Jordan W, Hajak G (1996)
Konzepte zur Pharmakotherapie von Insomnien.
Internist 37: 490-499

Kemper J, Zulley J (Hrsg) (1994)
Gestörter Schlaf im Alter. MMV, München

Knab B (1989) Schlafstörungen.
Kohlhammer, Stuttgart Berlin Köln

Koella WP (1988)
Die Physiologie des Schlafes.
Fischer, Stuttgart

Konietzko N, Teschler H, Freitag L (Hrsg) (1993)
Schlafapnoe.
Springer, Berlin Heidelberg

Kubicki ST, Engfer A (1988)
Schlaf- und Schlafmittelforschung.
Vieweg, Braunschweig Wiesbaden

Kummer J, Gündel L (1993)
Alter und Schlaf.
Brinkmann, Illzach

Langbein K (1986)
Schlaflos. Vom Umgang mit Schlafproblemen.
Kiepenheuer & Witsch, Köln

Lange-Ernst E (1988)
Schlafen können.
Goldmann, München

Langen D (1976)
Sprechstunde: Schlafstörungen.
Gräfe und Unzer, München

Leutner V (1991)
Schlaf. Schlafstörung. Schlafmittel.
Editiones Roche, Basel

Lippler G (1989)
Schlafstörungen.
Mosaik, München

Luban-Plozza B, Dieckhaut HH (1990)
Schlaf dich gesund.
Trias, Stuttgart

Lund R, Clarenbach P (1995)
Was ist gesichert in der Therapie?
Schlafstörungen.
Arcis, München

Lund R, Engfer A (Hrsg) (1994)
Fortschritte der Schlafmedizin.
MMV, München

Lund R, Clarenbach P (Hrsg) (1995)
Das klinische Schlaflabor.
Arcis, München

Meier-Ewert K (1989)
Tagesschläfrigkeit. VCH edition medizin,
Weinheim Basel

Meier-Ewert K, Rüther E (Hrsg) (1993)
Schlafmedizin.
Fischer, Stuttgart Jena

Meier-Ewert K, Schulz H (Hrsg) (1990)
Schlaf und Schlafstörungen.
Springer, Berlin Heidelberg

Mitler EA, Mitler MM (1992)
Der Traum vom guten Schlaf.
Arcis, München

Oswald I, Adam K (Hrsg) (1984)
So schlafen Sie besser.
Verlag Orac Wien

Passouant P, Rechniewski (1981)
Der Schlaf.
Econ, Wien Düsseldorf

Penzel T, Hajak G, Hoffmann RM, Lund R, Podszus T, Pollmächer T, Schäfer T, Schulz H, Sonnenschein W, Spieweg I (1993)
Empfehlungen zur Durchführung und Auswertung polygraphischer Ableitungen im diagnostischen Schlaflabor.
Z EEG-EMG 24: 65-70

Peter JH (1987)
Die Erfassung der Schlafapnoe in der inneren Medizin.
Thieme, Stuttgart

Peter JH, Köhler D, Knab B, Mayer G, Penzel T, Raschke F, Zulley J (Hrsg) (1995)
Weißbuch Schlafmedizin.
Roderer, Regensburg

Peter JH, Penzel T, Cassel W, Wichert von P (Hrsg) (1993)
Schlaf – Atmung – Kreislauf.
Springer, Berlin

Petro W, Netzer N (Hrsg) (1994)
Schlafapnoe-Screening.
Dustri, München-Deisenhofen

Pirsig W (1988)
Schnarchen. Ursachen, Diagnostik, Therapie.
Hippokrates, Stuttgart

Pöldinger W, Wider F (1984)
Tranquilizer und Hypnotika. Fischer,
Stuttgart New York

Poser W, Poser S (1996)
Medikamente – Mißbrauch
und Abhängigkeit.
Thieme, Stuttgart New York

Riederer P, Laux G, Pöldinger W (Hrsg) (1995)
Neuro-Psychopharmaka Band 2.
Springer, Wien

Riemann D, Hajak G (1995)
Konzepte der psychologischen Behandlung von Ein- und Durchschlafstörungen.
Psycho 21: 520-526

Riemann D, Dressing H, Schramm E (1994)
Kognitive Verhaltenstherapie bei Schlafstörungen. In: M. Hautzinger (Hrsg.) Kognitive Verhaltenstherapie.
Quintessenz, München

Rühle KH (1987)
Schlaf und gefährdete Atmung.
Thieme, Stuttgart

Rüther E, Engfer A, Hajak G (1993)
Prinzipien und Praxis der Schlafmedizin.
MMV, München

Rüther et al. (1992)
Epidemiologie, Pathophysiologie, Diagnostik und Therapie von Schlafstörungen. Ergebnisse einer Consensus-Konferenz der Arbeitsgemeinschaft Klinischer Schlafzentren (AKS) und der Arbeitsgemeinschaft für Neuropsychopharmakologie und Pharmakopsychiatrie (AGNP).
Münch Med Wschr 134: 460-466

Schramm E, Riemann D (Hrsg) (1995)
Internationale Klasssifikation von Schlafstörungen.
Beltz, Weinheim

Schulz H, Engfer A (Hrsg) (1992)
Schlafmedizin heute.
MMV, München

Siegel-Bernshausen R (1989)
Schlafstörungen.
Heyne, München

Simen S, Hajak G, Schlaf G, Westenhöfer J, Rodenbeck A, Bandelow B, Pudel V, Rüther E (1995)
Chronifizierung von Schlafbeschwerden – Ergebnisse einer Repräsentativumfrage in Westdeutschland.
Nervenarzt 66: 686-695

Steinberg R (Hrsg)
Schlaf. Tilia, Klingenmünster

Stephan K (1992)
Schlaf und Zivilisation.
De Gruyter, Berlin New York

Strauch I, Meier B (1992)
Den Träumen auf der Spur.
Huber, Bern

Wink K (1990)
Schlafstörungen. Erkennung und Behandlung.
Fischer, Stuttgart New York

Zimmer DE (1984)
Wenn wir schlafen und träumen.
Kösel, München

Zulley J (1995)
Lichttherapie bei Schlafstörungen. In: Zulley J, Wirz-Justice A (Hrsg) Lichttherapie.
Roderer, Regensburg, 79-94

10 Stichwortverzeichnis

11 Verzeichnis akkreditierter Schlaflabore der Deutschen Gesellschaft für Schlafforschung und Schlafmedizin in Deutschland

• **31061 Alfeld**	Dr. Wirth	Institut für Schlafdiagnostik Antonianger 42 Tel.: 05181/ 1203, 930235 Fax: 05181/ 26870
• **99510 Apolda**	Prof. Dr. Zwacka PD Dr. Scholle	Robert-Koch-Krankenhaus Apolda Robert-Koch-Str. 6-8 Tel.: 03644/ 571284 Fax: 03644/ 571110
• **99437 Bad Berka**	Dr. Bonner Assoc. Professor of Medicine Dr. Mäder	Zentralklinik Bad Berka Schlaflabor Robert-Koch-Allee 9 Tel.: 036458/ 51556 Fax: 033204/ 22180
• **33175 Bad Lippspringe**	Prof. Dr. Meister Dr. Erren	Marienkrankenhaus GmbH Schlaflabor Auguste-Viktoria-Allee 2 Tel.: 05252/ 2080 Fax: 05252/ 208129
• **33175 Bad Lippspringe**	Dr. Böhning	Karl-Hansen-Klinik für Atemwegserkrankungen und Allergie, Schlaflabor Antoniusstr. 19 Tel.: 05252/ 954050 Fax: 05252/ 954006
• **83435 Bad Reichenhall**	Prof. Dr. Petro Dr. Lauber	Klinik Bad Reichenhall Salzburger Str. 8-11 Tel.: 08651/ 709-536 Fax: 08651/ 709-683
• **15526 Bad Saarow**	PD Dr. Schultze	Klinikum Bad Saarow Schlafmed. Labor Tel.: 033631/ 72140 Fax: 033631/ 773346
• **65812 Bad Soden am Taunus**	Dr. Mayer Dr. Brauner Dr. Mayer	Klinik f. Rehabilitation „Am Taunus" Sebastian-Kneipp-Str. 11 Tel.: 06196/ 606-990 Fax: 06196/ 606 991
• **37242 Bad Sooden-Allendorf**	Dr. Stumpner Dr. Müller	Fachklinik Balzerborn der LVA Hannover/Schlaflabor Balzerbornweg 27 Tel.: 05652/ 52 4103 Fax: 05652/ 52 600
• **34537 Bad Wildungen**	Prof. Dr. Knoll Dr. Reichert	Kurklinik Helenenquelle Dr.-Born-Str. 7 Tel.: 05621/ 707-0 Fax: 05621/ 707 -140
• **06493 Ballenstedt**	Dr. Fischer Dr. Beck	Schlaflabor Lungenklinik Ballenstedt/Harz GmbH Robert-Koch-Str. 26-27 Tel.: 039483/ 70192 Fax: 039483/ 949148

• **14547 Beelitz-Heilstätten**	Dr. H. Evers	Fachklinik f. Lungenkrankheiten u. Tuberkulose Straße nach Fichtenwalde 16 Tel.: 033204/ 38270 Fax: 033204/ 38309
• **10117 Berlin**	Prof. Dr. Baumann Dr. Fietze	Humboldt Univ. Med. Fakult. (Charité), Innere Klinik, Schlafmed. Zentrum, Luisenstr. 13a Tel.: 030/ 2802-5286 Fax: 030/ 2802-1441
• **12351 Berlin**	Prof. Dr. Kohl Dr. Pankow	Krankenhaus Neukölln, III Innere Abt. Rudowerstr. 48 Tel.: 030/ 6004-1 Fax: 0 Fax: 030/ 6004-3278
• **12683 Berlin**	Prof. Dr. Nickel Dr. Kurella	Wilhelm Griesinger Krankenhaus Schlafpolygraphisches Labor Brebacherweg 15 Tel.: 030/ 5680283 Fax: 030/ 5680241
• **13359 Berlin**	Prof. Dr. Dorow Dr. Thalhofer	DRK Krankenhaus Mark Brandenburg Pneumologie Drontheimer Str. 39 Tel.: 030/ 4907-344,-345,-346 Fax: 030/ 4907-213
• **14050 Berlin**	Prof. Dr. Hermann Dr. Kraemer	Interdisziplinäre Schlafambulanz der FU Labor f. klin. Psychophysiologie Eschenallee 3 Tel.: 030/ 3003-624 Fax: 030/ 3006-393
• **14109 Berlin**	Prof. Dr. Lode Dr. Müller-Pawlowski	Lungenklinik Heckeshorn/ Pneumologie Zum Heckeshorn 33 Tel.: 030/ 8002-2231, -2237 Fax: 030/ 8002-2623
• **33611 Bielefeld**	Prof. Dr. Clarenbach	Neurologische Klinik am Ev. Johannes Krankenhaus Schildescher Str. 99 Tel.: 0521/ 801-4550 Fax: 0521/ 801-4552
• **99444 Blankenhain**	Dr. Liebetrau Dr. Faust	Helios Klinik Blankenhain Wirthstr. 5 Tel.: 036459/ 52310 Fax: 036459/ 52200
• **44789 Bochum**	Prof. Dr. Schultze-Werninghaus PD Dr. Rasche	BG-Kliniken Bergmannsheil- Univ.klinik-Abt. f. Pneumologie, Allergologie u. Schlafmedizin Bürkle-de-la-Camp-Platz 1 Tel.: 0234/ 302 68 00 Fax: 0234/ 302 64 20

• **53127 Bonn**	PD Dr. Ries	Neurologische Universitätsklinik Sigmund-Freud-Str. 25 Tel.: 0228/ 287-6942, 5085 Fax: 0228/ 287-5024
• **53127 Bonn**	T. Sobanski	Psychiatrische Universitätsklinik Sigmund-Freud-Str. 25 Tel.: 0228/ 287-6946 Fax: 0228/ 287-6097
• **75365 Calw**	Prof. Dr. Linden Dr. Gündel	Landesklinik Nordschwarzwald Tel.: 07051/ 5861 Fax: 07051/ 58 62 268
• **01640 Coswig**	Dr. Matthiesen Dr. Gronke	Fachkrankenhaus Coswig GmbH Zentrum f. Pneumologie u. Thoraxchirurgie Neucoswiger Str. 21 Tel.: 03523/ 65171 Fax: 03523/ 65103
• **03048 Cottbus**	Dr. Erler	Carl-Thiem-Klinikum Cottbus Klinik f. Kinder- u. Jugendmedizin/ Polysomnographie Thiemstr. 111 Tel.: 0355/ 46 2259 Fax: 0355/ 46 2077
• **45704 Datteln**	Prof. Dr. Trowitzsch	Vestische Kinderklinik Lloydstr. 5 Tel.: 02363/ 975272 Fax: 02363/ 642 11
• **94469 Deggendorf**	Dr. Buchmüller	Klinik Angermühle Deggendorf Angermühle 8a/b Tel.: 0991/ 370550 Fax: 0991/ 3705599
• **66763 Dillingen**	Prof. Dr. Emser	Caritas Krankenhaus Institut für Schlafstörungen Werkstr. 1 Tel.: 06831/ 708 249 Fax: 06831/ 708-321
• **93093 Donaustauf**	Prof. Dr. Siemon Dr. Zimmermann	Fachklinik f. Atemwegserkrankungen Donaustauf Ludwigstr. 68 Tel.: 09403/ 80215 Fax: 09403/ 80211
• **44263 Dortmund**	Dr. Blum R. A. Stoohs	Praxis Dr. Blum Hermannstr. 48-50 Tel.: 0231/ 9411300 Fax: 0231/ 424136
• **47163 Duisburg**	Dr. Beneicke	Ev. und Johanniter Krankenanstalten Diusburg Nord, Schlaflabor der Neurologischen Klinik Fahrnerstr. 133 Tel.: 0203/ 508-1260 Fax: 0203/ 508-1263

• **52351 Düren**	Prof. Dr. Simon	Krankenhaus Düren Roonstr. 30 Tel.: 02421/ 301423 Fax: 02421/ 37827
• **40489 Düsseldorf**	Dr. Kappes Dr. Brechter	Florence-Nightingale- Krankenanstalten Pneumologische Klinik Schlaflabor Kreuzbergstr. 79 Tel.: 0211/ 409-3441 Fax: 0211/ 409-2584
• **96250 Ebensfeld**	Prof. Dr. Habich Dr. Steppert	Klinik f. Atmungsorgane Bezirksklinikum Kutzenberg Tel.: 09547/ 812543 Fax: 09547/ 812488
• **16225 Eberswalde**	Dr. Kummer	Landesklinik Eberswalde Schlaflabor Oderberger Str. 8 Tel.: 03334/ 53 410 Fax: 03334/ 53 268
• **99089 Erfurt**	Prof. Dr. Kömel PD Dr. H. Schulz	Klinik für Neurologie Klinikum Erfurt GmbH Nordhäuserstr. 74 Tel.: 0361/ 781-2147 Fax: 0361/ 781-2132
• **91054 Erlangen**	Prof. Dr. Hahn Dr. Ficker	Medizinische Uniklinik 1 Krankenhausstr. 12 Tel.: 09131/ 85 6758 Fax: 09131/ 85 6909
• **45030 Essen**	Prof. Dr. Gastpar Dr. Blanke	Schlaflabor d. Klinik f. allgem. Psychiatrie, Rheinische Landes- und Hochschulklinik Virchowstr. 174 Tel.: 0201/ 7227-0 Fax: 0201/ 7227-303
• **45276 Essen**	Dr. von Osten Dr. Schäfer	Evangelisches Krankenhaus Lutherhaus GmbH Medizinische Klinik Hellweg 100 Tel.: 0201/ 8050 Fax: 0201/ 503588
• **45239 Essen-Haidhausen**	Prof. Dr. Konietzko PD Dr. Teschler	Schlaflabor Abt. Pneumologie-Univ.klinik, Ruhrlandklinik Tüschener Weg 40 Tel.: 0201/ 43 301 Fax: 0201/ 4334-009
• **60528 Frankfurt**	Prof. Dr. Pflug PD Dr. Volk	Klinikum der J. W. Goethe- Univ., Zentrum der Psychiatrie Schlafambulanz Heinrich-Hofmann-Str. 10 Tel.: 069/ 6301-5004 Fax: 069/ 6301-5290

• **60594 Frankfurt/ M.**	Prof. Dr. Hopf Dr. Möller	Krankenhaus Sachsenhausen Schlaflabor Innere Abteilung Schulstr. 31 Tel.: 069/ 66051555 Fax: 069/ 66051769
• **50226 Frechen**	Prof. Dr. Werning Dr. Spielmanns	St. Katharinen-Hospital, Innere Abteilung Kapellenstr. 1-5 Tel.: 02234/ 502241 Fax.: 02234/ 502271
• **79104 Freiburg**	Prof. Dr. Berger PD Dr. Hohagen Prof. Dr. Riemann Dr. Vorderholzer	Psychiatr. Klinik der Universität Hauptstr. 5 Tel.: 0761/ 270 1270-6506 Fax: 0761/ 270-6523
• **79106 Freiburg**	Prof. Dr. Matthys PD Dr. Hamm	Med. Klinik der Universität Pneumologie Hugstetter Str. 66 Tel.: 0761/ 270 3705, -3725 Fax: 0761/ 270 3704
• **90766 Fürth**	Prof. Dr. Worth Dr. Anderer	Klinikum Fürth Jakob-Henle-Str. 1 Tel.: 0911/ 7580-249 Fax: 0911/ 7580-141
• **82131 Gauting**	Prof. Dr. Häußinger Dr. Lund	Zentralkrankenhaus Gauting Pneumologie, Schlaflabor Unterbrunnerstr. 85 Tel.: 089/ 85791 367 Fax: 089/ 8502390
• **70839 Gerlingen**	Prof. Dr. Dierkesmann Dr. Dobbertin	Klinik Schillerhöhe der LVA Württemberg Zentrum f. Pneumologie u. Thoraxchirurgie Abteilung Schlaflabor Solitudestr. 18 Tel.: 07156/ 203-0 Fax.: 07156/ 203-296
• **37075 Göttingen**	PD Dr. Hajak Prof. Dr. Rüther	Psychiatrische Klinik der Universität, Schlaflabor von-Siebold-Str. 5 Tel.: 0551/ 39-6761 Fax: 0551/ 39-6761
• **37075 Göttingen**	PD Dr. Andreas	Georg-August-Univers. Göttingen Abt. Kardiologie und Pneumologie Schlaflabor Robert-Koch-Str. 40 Tel.: 0551/ 39 88 72
• **03068 Groß Gaglow b. Cottbus**	Dr. Kaßner Dipl. med. Heinrich	Im Lausitzpark Neue Chausseestr. 4 Tel.: 0365/ 543922 Fax: 0365/ 543923
• **22927 Großhansdorf**	Prof. Dr. Magnussen Dr. Hein	Krankenhaus Großhansdorf Wöhrendamm 80 Tel.: 04102/ 601-0 Fax: 04102/ 601-245

• **58091 Hagen**	Prof. Dr. Ruhle	Klinik Ambrock Ambrocker Weg 60 Tel.: 02331/ 974-201 Fax: 02331/ 974-209
• **58091 Hagen-Ambrock**	Prof. Dr. Schläfke Dr. Schäfer	Institut f. Schlafphysiologie Klinik Ambrock, Klinik f. Neurologie Ambrocker Weg 60 Tel.: 02331/ 974-304 Fax: 02331/ 974-312
• **21075 Hamburg**	Prof. Dr. Kaukel Dr. Schwarz	Allgem. Krankenhaus Hamburg Eißendorfer Pferdeweg 52 Tel.: 040/ 7921-2241 Fax: 040/ 7921-2750
• **69126 Heidelberg**	Prof. Dr. Schulz H. Kröger	Thoraxklinik d. LVA Baden Amalienstr. 5 Tel.: 06221/ 396 231 Fax: 06221/ 396-476
• **44625 Herne**	Prof. Dr. Zidek PD Dr. Sanner	Marienhospital Kathol. Krankenhaus Herne Univ. Klinik der Ruhr Univ. Bochum Hölkeskampring 40 Tel.: 02323/ 4990 Fax: 02323/ 499 302
• **66424 Homburg/Saar**	Prof. Dr. Sybrecht PD Dr. Fichtner	Med. Klinik und Poliklinik V Universität des Saarlandes Tel.: 06841/ 163608 Fax: 06841/ 163649
• **34376 Immenhausen**	Prof. Dr. Goeckenjan Dr. Meier	Fachklinik f. Lungenkrankheiten Robert-Koch-Str. 3 Tel.: 05673/ 501-232 Fax: 05673/ 501-298
• **83334 Inzell**	Dr. Buslau Dr. Benotmane	Sanitas Alpenklinik Inzell Fachklinik f. Allergie-, Haut- u. Atemwegserkrankungen Schlaflabor Schulstr. 4 Tel.: 08665/ 678-0 Fax: 08665/ 678-555
• **47475 Kamp-Lintfort**	Dr. Kirschke	St. Bernhard-Hospital Bürgermeister-Schmelzing-Str. 90 Tel.: 02842/ 7080
• **76889 Klingenmünster**	Prof. Dr. R. Steinberg Dr. Weeß	Pfalzklinik Landeck Weinstr. 100 Tel.: 06349/ 79-1000, 1118,1119 Fax: 06349/ 791099
• **50931 Köln**	PD Dr. von Eiff	St. Hildegardis-Krankenhaus Bachemerstr. 29-33 Tel.: 0221/ 4003-231 Fax: 0221/ 4003-395
• **51058 Köln**	Prof. Dr. Zeidler Dr. Beier	Lungenklinik Köln-Merheim Ostmerheimer Str. 200 Tel.: 0221/ 8907-2250 Fax: 0221/ 8907-2533

• **77933 Lahr**	Prof. Dr. Schuchardt Dr. Weber	Kreiskrankenhaus Lahr Neurologische Klinik Klostenstr. 19 Tel.: 07821/ 93-2700 Fax: 07821/ 93-2062
• **04103 Leipzig**	Prof. Dr. Schauer	Univ. Klinikum Leipzig Med. Klinik u. Poliklinik Johannisallee 32 Tel.: 0341/ 971 2822 Fax: 0341/ 971 2829
• **04207 Leipzig**	Prof. Dr. Leonhardt Dr. Richter	Städtisches Klinikum Leipzig West Robert-Koch-Klinik/ Schlafmedizinisches Zentrum Nikolai-Rumjanzew-Str. 100 Tel.: 0341/ 4231545 Fax: 0341/ 4220941
• **64678 Lindenfels**	PD Dr. Desaga Dr. Lämmer	Desaga Klinik Nibelungenstr. 101 Tel.: 06255/ 3040 Fax: 06255/ 30490
• **39291 Lostau**	Prof. Dr. Liebetrau Dr. Preden	Kreiskrankenhaus Lostau Schlaflabor Lindenstr. 2 Tel.: 039222/ 80 Fax: 039222/ 2698
• **74245 Löwenstein**	Dr. Ederle	Klinik Löwenstein Abt. Pneumologie Tel.: 07130/ 15205 Fax: 07130/ 15555
• **68159 Mannheim**	Prof. Dr. Henn Frau Kammerer	Zentralinstitut f. Seelische Gesundheit Tel.: 0621/ 1703-1, -601 Fax: 0621/ 23 429
• **68167 Mannheim**	Prof. Dr. Hörmann Dr. Maurer	Universitätsklinik für HNO-Heilkunde, Schlaflabor Theodor-Kutzer-Ufer Tel.: 0621/ 3832249 Fax: 0621/ 3833827
• **35033 Marburg**	Prof. Dr. von Wichert Prof. Dr. Peter	Medizinische Poliklinik der Universität, Zeitreihenlabor Baldingerstr. 1 Tel.: 06421/ 28-2717 Fax: 06421/ 28-4958
• **47441 Moers**	Dr. Voshaar Dr. Stark	Krankenhaus Bethanien Bethanienstraße Tel.: 02841/ 200-2581 Fax: 02841/ 200-2490
• **41179 Mönchengladbach**	Prof. Dr. Haan	Schlaflabor d. Neurolog. Klinik Maria-Hilf GmbH Südwall 27 Tel.: 02161/ 587 157 Fax: 02161/ 587 154

• **80804 München**	Prof. Dr. Holsboer PD Dr. Pollmächer	Max-Planck-Inst. f. Psychiatrie Kraepelinstr. 10 Tel.: 089/ 30622-571 Fax: 089/ 30622-483,-2200
• **81375 München**	Prof. Dr. von Essen Dr. Finke	Stiftsklinik Augustinum Labor für nächtliche Atemregulations-störungen Wolkerweg 16 Tel.: 089/ 7097-0 Fax: 089/ 7097-708
• **81675 München**	Prof. Dr. Lauter PD Dr. Wiegand	Klinik rechts der Isar Psychiatrische Klinik der TU Ismaninger Str. 22 Tel.: 089/ 4140-4248,-4241 Fax: 089/ 4140-4888
• **48149 Münster**	Prof. Dr. Becker-Carus Dipl. Pysch. B. Paterok	Psychologisches Institut II Lab. f. Exp. u. angewandte Schlafuntersuchungen Fliednerstr. 21 Tel.: 0251/ 83 4141, -4115 Fax: 0251/ 83-8387
• **26548 Norderney**	Prof. Dr. Fischer PD Dr. Raschke	Klinik Norderney Klinik für Erkrankungen der Atmungsorgane und Allergien Kaiserstr. 26 Tel.: 04932/ 892 200 Fax: 04932/ 892 211
• **90340 Nürnberg**	Dr. Bölcskei Dr. Wellhöfer	Medizinische Klinik 3 Klinikum Nord d. Stadt Nürnberg Flurstr. 17 Tel.: 0911/ 398 2050 Fax: 0911/ 398 2441
• **46047 Oberhausen**	Prof. Dr. Kindler Dr. Allerödder	Schlaflabor Ev. Krankenhaus Oberhausen Virchowstr. 20 Tel.: 0208/ 881-1211 Fax: 0208/ 881-4887
• **46145 Oberhausen**	Dr. Rausch Dr. May Dr. Feddern	Ev. u. Johanniter Duisburg/Dinslaken/ Oberhausen Klinikum GmbH Steinbrinkstr. 96a Tel.: 0208/ 697-4202 Fax: 0208/ 697-4203
• **45657 Recklinghausen**	Prof. Dr. Loos Dr. Sastry	Knappschafts-Krankenhaus Klinik für Innere Medizin Dorstener Str. 151 Tel.: 02361/ 56-3401 Fax: 02361/ 56-3498
• **93042 Regensburg**	Prof. Dr. Klein PD Dr. Zulley	Bezirkskrankenhaus Universitätsstr. 84 Tel.: 0941/ 941-2843 Fax: 0941/ 941-1505

• **79837 Sankt Blasien**	Dr. Trötschler	REHA-Klinik Muchenländer Str. 4a Tel.: 07672/ 487325 Fax: 07672/ 487532
• **57392 Schmallenberg**	Prof. Dr. Köhler Dr. Schönhofer	Fachkrankenhaus Kloster Grafschaft Abt. Innere Medizin und Pneumologie Tel.: 02972/ 791-1/ -2501 Fax: 02972/ 791-202
• **34613 Schwalmstadt**	Prof. Dr. Meier-Ewert Dr. Mayer	Neurologische Klinik Hephata Schimmelpfengstraße Tel.: 06691/ 18-2001/ -2002 Fax: 06691/ 18-2040
• **19049 Schwerin**	Dr. Willroth Dr. Karwath	Lungenklinik des Klinikums Schwerin Lankowerstr. 11-15 Tel.: 0385/ 520-5623 Fax: 0385/ 520-5602
• **19055 Schwerin**	Dr. Bomplitz Dr. Benes	Neurologische Klinik des Klinikums Schwerin Wismarsche Str. 393 Tel.: 0385/ 520-3113, -3114
• **58239 Schwerte**	PD Dr. Lösgen Dr. Koper	Ev. Krankenhaus Schwerthe GmbH, Schlaflabor der Klinik f. Innere Medizin Schützenstr. 9 Tel.: 02304/ 2020 Fax: 02304/ 202139
• **42699 Solingen**	Dr. Schmücker Dr. Michulla	Krankenhaus Bethanien GmbH Aufderhöher Str. 169-175 Tel.: 0212/ 636770 Fax: 0212/ 636776
• **89081 Ulm**	Prof. Dr. Hombach Dr. Hetzel	Universität Ulm, Abt. Innere Med. II, Schlaflabor Robert-Koch-Str. 8 Tel.: 0731/ 502-1908, -4445 Fax: 0731/ 502-4442
• **88239 Wangen i. Allgäu**	Dr. Nowak Dr. Knape	Fachkliniken Wangen Med. Pneumol. Abt. Am Vogelherd 4 Tel.: 07522/ 797-0 Fax: 07522/ 797-120
• **17192 Waren/Müritz**	PD Dr. Müller	Klinik Amsee Interdiszipl. Therapiezentrum Melchiner Landstraße Tel.: 03991/ 1580 Fax: 03991/ 4157

• **42283 Wuppertal**	Prof. Dr. Jörg Dr. Schwalen	Neurol. Klinik Univ. Witten/Herdecke Heusnerstr. 40 Tel.: 0202/ 896-2647 Fax: 0202/ 896-2103
• **86441 Zusmarshausen**	Dr. Müller-Wening Dr. Below Dr. Laskowitz	Zusamklinik der LVA Schwaben Fachklinik für Lungen- u. Bronchialheilkunde Schlaflabor Tel.: 08291/ 860 Fax: 08291/ 8382